Handbook of Good Psychiatric Management for Borderline Personality Disorder
by John G. Gunderson, M.D. with Paul Links, M.D., M.Sc., F.R.C.P.C.

境界性パーソナリティ障害治療ハンドブック

「有害な治療」に陥らないための技術

ジョン・G・ガンダーソン 著　黒田章史 訳

岩崎学術出版社

*Handbook of Good Psychiatric Management for Borderline Personality Disorder, First Edition,
by John G. Gunderson, M.D. with Paul S. Links, M.D., F.R.C.P.C.*

*First Published in the United States by American Psychiatric Association Publishing,
Washington, DC. Copyright © 2014. All rights reserved.
First Published in Japan by Iwasaki Gakujutsu Shuppan Sha in Japanese.
Iwasaki Gakujutsu Shuppan Sha is the exclusive translation publisher of
Handbook of Good Psychiatric Management for Borderline Personality Disorder, First Edition,
(Copyright ©2014), authored by John G. Gunderson, M.D. with Paul S. Links, M.D., F.R.C.P.C.
in Japanese for distribution Worldwide.
Permission for use of any material in the translated work must be authorized in writing by
Iwasaki Gakujutsu Shuppan Sha.*

アメリカ合衆国での初版は American Psychiatric Association Publishing, Washington, DC. による。
著作権© 2014。すべての権利を保有する。日本での日本語版初版は岩崎学術出版社による。
岩崎学術出版社は Handbook of Good Psychiatric Management for Borderline Personality Disorder,
First Edition, (Copyright © 2014), authored by John G. Gunderson, M.D. with Paul S. Links, M.D.,
F.R.C.P.C の日本語版を全世界で排他的に刊行する翻訳出版社である。

Japanese translation rights arranged with John Scott Co. through Japan UNI Agency, Inc., Tokyo

*The American Psychiatric Association played no role in the translation of this publication
from English to the Japanese language and is not responsible for any errors, omissions,
or other possible defects in the translation of the publication.*

The American Psychiatric Association は本書の英語から日本語への翻訳においていかなる
役割も担わず、訳書における誤字、脱字、その他のいかなる欠陥にも責任を有しない。

序　文

　境界性パーソナリティ障害（BPD）の患者は，入院患者および外来クリニックの患者の約 20% を占める。それにもかかわらず医療費がうなぎ登りの時代において，彼らに対して提供されるケアは，質的に極めて一貫性に欠けたものであり，さらに悪いことには有害なものとなりやすい。BPD 患者にはより良い治療を，あるいはせめて彼らの治療を担当するメンタルヘルスの専門家が，基本的なトレーニングを受けていることを期待する権利がある。
　残念ながら大半の専門家のトレーニングは，BPD に特化されたトレーニングを自分自身は受けた経験の全くない，個人スーパーバイザーによってもっぱらなされている。専門家が受けるトレーニングのプログラムには，エビデンスに基づいた治療についての情報はもとより，BPD の精神病理に関する教科書的な情報はほとんど含まれていないのが常である。ほとんどの専門家は，自分が BPD を気軽に治療するに足るだけの，そして自分が治す能力を持つと自負するに足るだけのトレーニングを受けていないのを，ためらうことなく認めるだろう。このようなトレーニングと自信の欠如は，多かれ少なかれメンタルヘルスや医学の領域の内部における集合的逆転移の兆候である。ほとんどの精神科医や他科の医師たちは BPD 患者を好まないし，診察するのを積極的に回避しようとする（「境界性パーソナリティ：医師が最も恐れる障害」タイム誌の特集記事，2009 年 1 月 19 日 [Clud, 2009]；Shanks ほか，2011）。もちろんこれは単なる逆転移ではない。これらの患者を治療する上での消極的な態度の一部は，このような治療に必要と思われるものに関して残存している，さまざまな神話に由来しているのである（次ページの表を参照）。残念ながら治療者たちのトレーニング，熱意，そして自信の欠如に加えて背後に迫るのは，BPD 患者の治療が実際に難しい場合があるという現実である。BPD 患者は，それまで専門家が誇りに思ってきた，苦労の末に手にした権威や一連の技能に対して盛んに挑戦してくるのだ。

境界性パーソナリティ障害（BPD）の治療に関する神話

神話	実態の解明
BPD 患者は治療に抵抗する	大半の患者は自覚的苦痛の軽減を積極的に求める。彼らのパーソナリティ障害を治療する際には，臨床家による心理教育が必要とされる
BPD 患者は自分の治療者を，怒りにまかせて攻撃する	他人──とりわけ世話を焼いてくれる人物に対する過剰な怒りとビクビクした警戒心は，彼らが罹患している障害の症状（すなわち本能的転移［instinctive transference］）である
BPD 患者が改善することは稀である	約10%は半年以内に寛解し，1年で約25%が，そして2年で約50%が寛解する。一旦患者が寛解したなら，再発することは稀である
BPD 患者は専門家によって，集中度の高い治療を長期にわたって受けた場合にのみ改善する	そのような治療が求められるのは一部の症例にすぎない。大半の患者は，善意ある非専門家によって間歇的治療がなされる中で回復する。集中度の高い治療では，患者が退行的になりやすい
自殺の恐れが繰り返し生じることで，治療者は法的責任を問われるという深刻なリスクを必ずしょい込むことになる	訴訟を起こされることに対する過剰な重圧や恐れは，経験に乏しいこと，そして治療の構造化が充分になされていないことの表れである
危機が繰り返されるために，治療者は年中無休24時間体制で対応することが求められる	そうしたことが要求されるのは稀であり，通常それは異なったレベルあるいは異なったタイプのケアが必要とされていることを意味する

　これらのさまざまな観点は，われわれの職業が基本的トレーニングを提供することが今に至るまでできなかったのはなぜかを説明する上で役立つ可能性はあるが，それを正当化するわけではない。これらの患者の挑戦に対して，そろそろメンタルヘルスの専門家たちが応えるべき時が来ている。境界性パーソナリティ障害は，われわれがこれらの患者を無視することを容認しはしないだろう。われわれはこの挑戦に打ち勝つだけの，そしてそうすることで報われるだけの知識を持ち合わせているのである。

　この手引き書の目的は，精神科医と他のメンタルヘルスの専門家たちが，ほとんどの BPD 症例を手際よく治療できるようになるだけの，そして治療がうまくいったことから満足が得られるだけの「程よい（good enough）」実力を身につけられるようになるための手段を提供することである。

分裂（splits）はわれわれすべての心の中にある。BPD患者と関わりを持つのは，われわれの内的分裂が開花する上での温床となる。振り返ってみると，初めのうちこれらの患者に対する私の態度は，コントロールされること，あるいは誘惑されることに対する，腰の引けた不安に大きく左右されていたように思う。そのため私の取った態度は，患者を保護したい，あるいは育てたいという，自分が抱いていた前向きな望みを蹂躙（じゅうりん）するようなものであった。つまり私は治療において境界を確立し，担当したBPD患者の隠された怒りを認識し，退行が生じるのを防ぐための方法について学習するという作業に，身構えるように取りかかったのである。当然ながらこれらを学ぶことにより，多くの治療上の過ちや感情の傷つき，治療の失敗，もっと多かったのは短期間の内に治療が突然終結してしまうといった事態が引き起こされることになった。またそれは私が後悔や謝罪をしたり，自分を卑下したりする原因となった。私は次第に自分のカルビン主義的な物腰が気になるようになっていった。

　侵入されることに対する腰の引けた不安が収まったところで，患者を保護し，喜ばれたいという望みが現われた。傾聴し，寄り添い（validate），共感的に振る舞うという作業に取り組む内に，私は患者に対する思いやりや優しさといった感情を，頼まれもしないのに感じ始めた。担当したBPD患者が私を信頼し，依存できるようになるのは，患者にとって努力の末に手に入れた成果であることを私は学んだ。BPD患者に対する防衛的な反応を抑制し，彼らに対する思いやりを学ぶことができる臨床家は，彼らの力になる準備が整っているのである。程（ほど）よい精神科マネジメント（Good Psychiatric Management: GPM）の基本原則は，主として私の臨床経験と，そこで求められた個人的成長に基づいて作り上げられた。

　GPMを実践する治療者たちは，BPD患者たちが自分の内的経験を理解する上での手助けをし，彼らの行動適応を作り直し，よい生活を確立する上で積極的な媒介者となることが推奨される。この治療法は認知療法的，行動療法的，そして精神力動的な介入を程よく活用する。本書で明らかにするように，GPMは「抱える環境（holding environment）」や「程よい（good enough）」養育といった，Winnicott（1953）によって以前に導入された概

念を色濃く受け継いだものである。これら2つの概念は過度に細々(こまごま)としていること，あるいは行きすぎた完璧主義を非難している。これらの概念は，GPMがBPD患者の示す対人関係上の過敏さを重視すること（第2章を参照），そして治療関係に関する二者関係モデルに程よく当てはまるものである。

　長年にわたり試行錯誤を積み重ねてきた経験が，この手引き書に記してあるような，実用的かつ実際的なケース・マネジメントの実践の数々を生み出した。振り返ってみれば，私が学んだことの多くは極めてわかり切ったことであるように思われる。同じことが読者にも当てはまるようになるとよいのだが。私は自分が特に才能に恵まれているとは思っていないし，専門家だけが有能な治療者になれるとも思っていない。私は自分が大半のBPD患者にとって「程よい（good enough）」治療者になっていること，そしてもし私にそれができるのであれば，大半の人にとってもできるに違いないことを心から信じている。

ジョン・ガンダーソン

謝　辞

　私は本書の筆頭著者であるから，不確かな内容あるいは誤解を招くような内容に関する責任は，それが何であれ私にある。それとは対照的に，私の行き過ぎを抑え，本書のメッセージを鮮明化し，賢明で現実的な臨床上の洞察を与えてくれたのは医学士，理学修士，カナダ王立内科医協会特別研究員で，私の長年にわたる同僚である Paul Links である。さらに一層本質的かも知れないのは，本書を執筆するきっかけを与えてくれたのは彼であったことである。彼がイニシアチブを取り，持てる技能を投じ，私がこれまでに書き記してきたものにかなりの程度則(のっと)って作られた，程(ほど)よい精神科マネジメント（GPM）[McMain ほか, 2009] と呼ばれる治療法の有効性を大胆にも検証し，そして裏付けることがなかったなら，私は自分の臨床的視点が与える影響の及ぶ範囲が，研究者や優秀なスーパーバイザーという領域の中に止まることで満足していたであろう。GPM の有効性が裏付けられたということは，私の臨床的視点が，より広い範囲で教えられるべき標準的治療を提示している可能性があることを意味していた。かくして本書が出来上がったのである。

　本書の症例解説（第Ⅲ部：GPM ワークブック）とビデオ（第Ⅳ部：GPM ビデオガイド）を作成する上では，他の多くの人々の貢献があった。具体的には下記の症例解説を作成する上で，以下に挙げるような同僚の助けを得た：症例 1 ― Brian Palmer, 医学士；症例 3 ― Brad Reich, 医学士；そして症例 4 ― Lois Choi-Kain, 医学士である。医学士である Claire Brickell は全ての症例解説に関して手直しをするよう提案し，それらがどのように GPM の基本的指針を示しているかを明らかにする手助けをしてくれた。本書の内容を修正するという，果てしなく続くかのように思われたプロセスを，私の秘書である Linda DeVito Ghilardi は辛抱強く取り仕切ってくれた。

　下記に挙げる同僚たちがビデオを作る手助けをしてくれた：ビデオ 2 「診断の開示」― Brian Palmer, 医学士；ビデオ 5 「危険防止を行う」―

Paul Links，医学士，理学修士，カナダ王立内科医協会特別研究員とAmy Gagliardi，医学士；ビデオ6「怒りに対して対応する」— Claire Brickell，医学士；そしてビデオ8「危険防止と薬物治療を行う」— Paul Links，医学士，理学修士，カナダ王立内科医協会特別研究員である。このビデオの編集は，マクリーン病院資材管理部のMichael Williamsの才能を示すものである。ビデオの患者たちは全て「擬似患者（pseudopatients）」であり，メイヨー・クリニックが提供したもの（ビデオ2）と，オンタリオ州ロンドン市（カナダ）にあるウェスタンオンタリオ大学精神科が提供したもの（ビデオ8）を除けば，マクリーン病院のメンバーにより巧みに演じられたものである。

　この手引き書は，下書きの頃からその一部が多くの聴衆に向けて発表されてきた。発表がなされる度に内容の修正が促され，それによって本書はより良いものとなって来たのである。とりわけ貴重だったのは，本書のそれぞれの部分を，マクリーン病院の同僚たちに対して発表する機会が与えられたことである。彼らの（精神分析的視点から行動療法的視点にまで至る）幅広い視点と臨床経験の奥深さを前にして，私は彼らの批判という試練に耐えられなかった項目に関する自分の考えを再考し，明確化せざるを得なかったし，時にはその項目を削除せざるを得なくなる場合もあった。私は自分が境界性パーソナリティ障害の治療について学んで来たことを奨励してくれただけでなく，共有してくれたことに対して，この類い稀な合議的共同体にこの上なく大きな恩義を感じている。

J. G.

情報開示：本書の内容および出版に関して利益相反を持つ，あるいは利益相反を持つ可能性があると思われるような，金銭的利害関係あるいは協力関係は一切存在しないことを著者らは断言する。

目　次

序　文　*3*

謝　辞　*7*

第Ⅰ部
予備知識

第1章　程よい精神科マネジメント（GPM）入門　*15*
　　　　治療計画におけるGPMの位置づけ　*17*
　　　　GPMの先行研究および基盤　*19*
　　　　GPMの実証的裏づけ　*21*

第Ⅱ部
ＧＰＭマニュアル
治療ガイドライン

第2章　一般的指針　*29*
　　　　程よい精神科マネジメントの理論：対人関係の過敏さ　*29*
　　　　基本的な治療アプローチ　*31*
　　　　変化はどのようにして生じるか　*37*

第3章　診断をつける　*40*
　　　　診断の開示　*40*
　　　　どのように診断を開示するか　*43*
　　　　よくある問題　*44*

第4章　治療を始める　46
　　　治療の枠組みを設定する　46
　　　セッション間の対応可能性　49
　　　治療同盟の確立　51
　　　よくある問題　55

第5章　自殺傾向と自殺目的ではない自傷に対応する　59
　　　自己を危険にさらすような行動が今にも起こりそうな場合　60
　　　自己を危険にさらすような行動をした後の対応　65
　　　よくある問題　68

第6章　薬物療法と併存症　72
　　　一般的指針　72
　　　治療同盟を作り上げる　73
　　　薬剤の選択　75
　　　併存症　77
　　　よくある問題　80

第7章　治療を分担する　83
　　　治療を分担する根拠　83
　　　他の治療様式を選択する　83
　　　よくある問題　85
　　　集団療法（弁証法的行動療法の技能訓練グループを含む）　87
　　　よくある問題（集団療法）　90
　　　家族介入　91
　　　よくある問題（家族）　96

第Ⅲ部
ＧＰＭワークブック
症例解説

第8章　症例の説明　101
　　　症例1　ロジャー：大学でのトラブル　102

症例2　ロレッタ：深夜の電話　　110
症例3　エイプリル：身体化と治療同盟を作り上げること　　121
症例4　ローラ：入院と依存　　132
症例5　ローレンス：長期にわたる治療　　143
症例6　メラニー：治療の分担の失敗　　175
症例7　ジル：ここにいる誰かがBPDに罹っている　　183

第Ⅳ部
ＧＰＭビデオガイド
治療アプローチのビデオに基づく説明

第9章　ビデオを用いた説明　　193

付　録　219
　　A. 境界性パーソナリティ障害に対するエビデンスに基づく他の治療と、程よい精神科マネジメントの関係　　219
　　B. 境界性パーソナリティ障害に対するエビデンスに基づくさまざまな治療に共通する要因　　222
　　C. 安全対策：その一例　　223
　　D. 家族のためのガイドライン　　224

文　献　227

訳者あとがき　231

索　引　237

第 I 部

予備知識

第1章

程よい精神科マネジメント（GPM）入門

　本書は手引き書である。何をすべきか，どのようにするか，そして何をすべきでないかについて述べたものである。本書は読者がどのように治療を進めるかについて迷った時に，頼ることのできる指針を提供する。本書はこの病気について，とりわけ遺伝的素因が果たす役割と，予想される経過がどのようなものであるかについて患者に教えるよう，繰り返し治療者に促していく。本書で推奨されている介入は，常識的で実行に移しやすいものとなるように作られている。

　第Ⅱ部の「GPM マニュアル──治療ガイドライン」では，程よい精神科マネジメント（Good Psychiatric Management：GPM）において最も重要で特異的な介入に関して，簡潔かつ明確に説明する。このマニュアルは，治療者がGPMのやり方をどの程度遵守しているか，そして治療者としてどの程度の力量を持ち合わせているかに関する尺度が得られるような，研究の指針として用いることができる（Kollaら，2009）。しかし本当のマニュアルとは異なり，そもそもこの手引き書は，治療の有効性を検証するために，治療者がそれを守っているかどうかを確認する目的で書かれたものではなかった。本書は「マニュアル通りではない（off-model）」介入を禁ずるものではない。望ましい臨床的ケアとは本質的に柔軟で，実際的であり，それぞれの患者に対応したものであることをわきまえた上で作られたものである。この手引き書の主目的は，臨床家が学ぶことができるような，そして日常診療において用いることができるような，さまざまな臨床診療のあり方について説明することである。この目的を推進するために，第Ⅲ部「GPM ワークブック──症例解説」では症例エピソードを提示する。それらのエピソードは，いくつかの「判断ポイント」によって中断される。それぞれの判断ポイントにおい

て，さまざまな異なった介入が提案され，検討される。学習をさらに円滑に進めるために，第Ⅳ部「GPMビデオガイド——治療アプローチのビデオに基づく説明」では，インターネット上で見ることのできる録画された9つのやりとりについて説明する。ここで読者はGPMモデルが実践されている様子を，生き生きとした実例で見ることができる。

　この手引き書を作成する上での推進力となったのは，以下のような構想であった。すなわち適切なトレーニングさえ受ければ，精神科医や他のメンタルヘルスの専門家たちの大半は，ほとんどのBPD患者を手際よく治療し，治療という仕事がうまくなされたことで満足を得ることが「程よく（good enough）」できるというものである。「程よく」あるためには専門家である必要も，無私無欲で献身する必要も，超人的なパーソナリティの持ち主である必要もない。ぜひとも必要とされるのは，暖かいこと，信頼できること，関心を持っていること，そしておどおどしないことである。またケース・マネジメントに関する基礎的知識が必要とされる。そこで登場するのがこの手引き書である。もし有害になるのを避けることができる程度にそれらをわきまえているなら，驚いたことにあなたはとても患者の役に立つことができるのである。通常そのような知識は，入院サービスの業務に数年にわたり携わることによって獲得される。入院とはBPD患者の行動や気分が，彼らの置かれた社会的状況に対して，とりわけ対人関係上の出来事に対してどれほど敏感であるかを目の当たりにする，またとない機会を与えるような環境である。本書はそのような学習を簡略化し促進することを目的としたものである。

　この手引き書はBPDの治療に関して主に責任を担う必要がある，すべての病院，外来クリニック，診療所の精神科医あるいはメンタルヘルスの専門家にとっての基本的なテキストたらんとする目的のもとに書かれた。本書は精神科のレジデントにとってとりわけ打ってつけである。GPMはケース・マネジメントを重視した，実際的で治療効果のあるアプローチである。これを個人精神療法のもう1つの形とみなすべきではない。しかしながら程よい精神療法の数々と同じように，GPMはBPDの精神病理を持つ患者の心理状態の理解に基づいたものである。大半の心理療法以上に，GPMは神経生物学的（遺伝的および薬物療法的）および社会状況的（ストレス要因，家族

環境,そして職業的)な視点を取り入れている。それに加えて GPM はポジティブ心理学の視点を取り入れる。GPM では患者に対して満足のいく有意義な人生を求めるよう促す。BPD 患者の大多数は,一次医療や救急診療部という治療環境で最初に医師の診察を受けることになる。したがってそうした医師に薬物の処方に関する注意事項を教えることにより,医師の負担が大きくなったり,患者が薬物乱用に陥ったりするのを回避できるようになる。いくつかの項目は,個人精神療法を行う臨床家にとってとりわけ有意義なものだろう。他の項目は物質乱用,薬物抵抗性のうつ病,コンサルテーション・リエゾン精神医学を専門とする臨床家に対して,知っておくべき基本的事項を提供する。

治療計画における GPM の位置づけ

　GPM はほとんどの BPD 患者にとって「程よい」ものであり,臨床家が BPD を治療することから,臨床能力と満足感を得るのを促進するために用いることができる。これは長期にわたる外来精神療法の指針となることを目的として作られたものではない。短期で,間欠的で,集中度の低い治療が標準的であり,たいていの場合には「程よい」のである (Bender ら,2006)。このアプローチの中では,もし人生の教訓が治療の中に統合され活かされていくなら,それは治療上の変化をもたらす重要な味方になる可能性がある。治療者は患者がこれらの教訓を学ぶ手助けをすることになる。

　GPM は弁証法的行動療法 (DBT;Linehan. 1993),メンタライゼーションに基づく治療 (MBT;Bateman と Fonagy,2012),転移焦点化精神療法 (TFP;Yeomans ら,2002),スキーマ療法 (SFT;Young 1990) といった,エビデンスに基づく治療に取って代わる,あるいは競合することを意図したものではない。これらのエビデンスに基づく治療は,専門的技術を身につけたいという理由で,自らその治療法を選択した専門家(すなわち BPD を専門的に治療したい,とりわけ長期にわたる個人精神療法を用いて治療したいと望んでいるような人々)を対象としたものである。これらのエビデンスに基づく治療を行うためには,通常の場合患者は1年あるいはそれ以上にわた

り，週に2時間あるいはそれ以上のセッションに定期的に通うことになる。これらの治療はマクリーン病院（www.mclean.harvard.edu）のような第三次施設にある，専門的BPD臨床サービスに適している。エビデンスに基づいた，BPDに対して特異的な治療は，必要な能力を治療者が獲得するのに多くの訓練が必要とされるために，そして治療には多くの時間や費用が必要とされるために，これらの治療を利用できることは滅多にない。地域社会におけるBPDの有病率の推定値が2％であることを考えると（すなわちこれは，合衆国において約600万人の患者がいることを意味する），BPDに対して特異的な精神療法は，彼らに対する治療の必要性に対して応えることは期待できない。(GPMがエビデンスに基づく他のさまざまな治療と比べてどのようなものであるかについてさらに検討するためには，付録Aを参照）。

　GPMは先行している他のさまざまなエビデンスに基づく治療に比べて，より基礎的なアプローチを提供する。これは最初になされる「初級者レベルの」トレーニングにより適しており，またBPD治療の初心者すべてがわきまえておくべき事項を含んでいる。その中にはBPDには遺伝的素因があり，また改善する見込みがあるという考え方が，明確かつ率直に盛り込まれている。このアプローチは精神科あるいは心理学科の標準化された研修プログラムの中に統合することが可能である。GPMで改善することがなかった患者，あるいはGPMによって安定した後に，よりよい自己制御あるいは自己認識をさらに獲得したいと望む患者は，エビデンスに基づいた，集中度が高く治療期間が長期にわたるような，上述したさまざまな治療のよい適応となる（そのような事例が第8章の症例5，ローレンスにおいて説明されている）。GPMに先行する，これらのBPDに特異的な精神療法は，基盤となる理論や介入方法が著しく異なっているにもかかわらず，すべて同じ程度に有効である（Gabbard 2007）。この結論は，これらの治療に共通する要因が持つ治療的価値に対する関心を呼び起こしている（付録Bを参照）。GPMはこれらの共通する要因を重視するから，GPMよりも厳密に規定され，厳格に統制された先行治療と同様の基本的変化を，多くの場合には生み出すことができる。

GPMの先行研究および基盤

　GPMが産み出される元となった先行研究は数多く存在している。とりわけ本書は筆頭著者の生涯にわたるBPD治療の経験――これまでに刊行された一連の書物に記載されたもの――から産み出された（Gunderson 1984. 2001; GundersonとLinks 2008）。これらの中で最初に刊行された書物（Gunderson 1984）でさえ，GPMにおいても変わることなく守り続けられている，対人関係に焦点を合わせるという方針を取り入れていただけでなく，さまざまな治療様式やケアのレベルをくまなく利用して，BPD患者を適切に治療していくという方針の基本的実用性についても説明していた。他の研究者は，長きにわたり正当に評価されることのなかった，BPDの治療における指示的（Rockland 1987. 1992）および実際的（DawsonとMacMillan 1993）な介入の価値を，他に先駆けて支持してきた。GPMはこれらの考え方を自信を持って統合する。

　長期にわたる治療，あるいは集中度の高い治療を――ましてエビデンスに基づくBPDに特異的な治療を――受けていなかったBPDの患者が，しばしば劇的で持続的な改善を示すことを明らかにしている，BPDの予後に関する縦断研究は，短期のあるいは間歇的な治療的介入が，持続的な効果を示す可能性があるという説得力のある証拠を与えるものである（Gundersonら，2011; Zanariniら，2010）。これととりわけ関連しているのは，短期的な介入を用いることにより，かなりの数の患者が6カ月以内に寛解しているという知見である（Gundersonら，2003）。大きな影響力を持った縦断研究を20年前に行った後に，McGlashan（1993）はBPD患者に対して短期の，間歇的な，必要に応じた介入が有効である可能性があるというよく似た結論に到達していた。注目すべきなのは，この研究もまた，仕事やパートナーとの安定した関係という領域における，BPD患者の予後が比較的よくないのを実証したことである。それによりBPDに対する効果が立証されている治療法においても，ほとんど取り組みがなされていない転帰の領域があることが注目を集めるようになった。

BPD に対して特異的な精神療法の意義を立証してきた，さまざまなランダム化比較試験もまた，GPM が有効であるという主張に裏づけを与えている。最初のうちこれらの研究では効果に乏しい，統制されていない「通常の治療（treatment as usual）」を比較対照群として用いていた。しかし最近の3つの治験では，見事な成果を上げた対照群の治療は極めて GPM に似通ったものだったのである。具体的に言うなら GPM は表出的－支持的治療（Clarkin ら，2007），構造化臨床マネジメント（Bateman と Fonagy，2009），そして程よい臨床ケア（Chanen ら，2008）といった治療に著しく類似しているといえるかもしれない。そしてこれら3つの治療の転帰は，ほぼすべての領域に関して TFP（転移焦点化精神療法），MBT（メンタライゼーションに基づく治療），認知分析療法（CAT）に匹敵していたのである。これらの結果は，われわれの主張に対してさらに裏づけを与えるものであった。すなわち GPM によく似た治療を行った対照群では，指標となる，より著名な治療群と比較して，同じ程度の効果を示したのである。

表1-1に示すように，情動症状および行動症状が対人関係に由来するのを強調し，（遺伝の関与について，また予想される変化について検討することを含む）心理教育を活用するという理由で，そしてさまざまな治療様式を積極的かつ柔軟に用いるよう促していくために，GPM はエビデンスに基づく他の治療とは極めて異なる治療モデルである。それに加えて，GPM には他の治療モデルの中で重視されている概念，アプローチ，そしてそれぞれの治療モデルに特異的な型の介入を統合しているという利点がある（表1-2を参照）。このような意味で GPM は，他の研究者による貢献を選択的に削ったり改変したりし，できることならより実際的で，より一般化することが可能で，より使い勝手のよいモデルにしようとする目的で作られた，第二世代の治療モデルである。

2001年に米国精神医学会により開発された「境界性パーソナリティ患者を治療するための診療指針」（米国精神医学会診療指針，2001）が提示した内容の要旨は，この手引き書の内容や目的と重なるようなものであった。GPM は米国精神医学会の指針に比べて大幅にケース・マネジメントを重視しており，個人精神療法はあまり重視しない。本書は Gunderson と Links

表 1-1　GPM の際立った特徴

要　素	際立った特色
ケース・マネジメント	治療外の患者の生活に焦点を合わせる。精神療法のように，もっぱら患者の心理状態に焦点を合わせることはしない。
心理教育	患者と家族は境界性パーソナリティ障害の遺伝的素因，予測し得る変化，そしてさまざまな異なった治療アプローチの優劣について説明を受ける。
目　標	仕事やパートナーとの関係を首尾よく行うという主目標を達成するために必要とされるのが，副次的な目標である症状の軽減や自己コントロールである。
さまざまな治療様式	集団療法や家族指導を行うのを推奨すると同時に，補助的な形で精神薬理学的治療が組み入れられる。
治療期間と治療の集中度	明確な治療期間や集中度は規定されない。ある治療が有効であるか否かは患者とセラピストが共同で判定する。
対人関係の過敏さ	患者の情動や行動を対人関係上のストレス要因と結びつけるための取り組みが，明確かつ一貫した形でなされる。

によって著された前著（2008）に含まれていた情報を更新してはいるものの，前著ほど包括的なものではない。GPM は実証的な裏づけに基づいて，特定の（すなわち対人関係に対する過敏さという）モデルの中でなされるさまざまな介入に関する特異性をさらに高めたものである。最も重要なこととして，トレーニングを円滑に行う目的で，本書の中には事例に基づいた2つのタイプの教材が含まれていることが挙げられる。第1の教材は一連の症例解説である。この症例解説には，臨床家が BPD を取り扱う際に用いるかもしれない，さまざまな受け答えに対する考察が含まれている。第2の教材はインターネット上で見ることができる，患者に対する介入の様子を録画したビデオである。総じて本書は多くの先行研究と重複するような機能を果たすものであり，また重複するような治療アプローチを提示するものではあるが，独自のものであることに変わりはない。

GPM の実証的裏づけ

2009年に McMain らは，さまざまな研究施設で行われた，大規模なラン

表 1-2　GPMによって行われた，エビデンスに基づく先行する精神療法の統合

治療様式	構成要素
転移焦点化精神療法	
概念	怒りに対する防衛としてのスプリッティングと投影
治療姿勢	境界を逸脱していないかどうか，逆転移が生じていないかどうかについて注意深く観察する
介入	怒りの解釈，回避と行動化に立ち向かう
弁証法的行動療法	
概念	社会的および心理的スキルの不全
治療姿勢	指導
介入	自己を観察する，宿題を与える，セッション間にも対応可能
メンタライゼーションに基づく治療	
概念	心の理論，愛着
治療姿勢	無知の姿勢（Not-knowing）
介入	患者が自己や他人に対して与えているさまざまな帰属（attributions）[訳注]について検討する

ダム化比較試験の結果報告を発表した。その報告は「一般的な精神科マネジメント（General Psychiatric Management）」の臨床効果が，DBTのそれに匹敵することを示していた。

　その試験で用いられた「一般的な（General）」精神科マネジメントは，本書で説明されている「程よい（Good）」精神科マネジメントの，研究用の「ブランド名」であるとみなすことができる。またその研究によって「一般的な精神科マネジメント」の有効性が明らかにされたことは，ここでなされた「一般的な」から「程よい」へという名称の変更を正当化するものである。なぜなら「一般的な精神科マネジメント」は著者らの前著『境界性パーソナリティ障害：クリニカルガイド』（GundersonとLinks，2008）に基づいてなされる，

訳注）帰属（attribution）とは，自他が行う行為や，さまざまな出来事に関して，その意味を理解しようとしたり因果的な解釈をしたりするために行われる心的過程のことである。BPD患者では帰属のエラー（attribution error）が生じやすいために，MBTでは患者が行う帰属について，治療の中で再検討していくことになる。

精神力動的な知識に基づくケース・マネジメントを，米国精神医学会の診療指針（2001）において提案されている，症状を標的とした薬物治療アルゴリズムと統合したものだからである。このランダム化比較試験は，さまざまな研究施設で行われた大規模な単純盲検試験であった。この試験では境界性パーソナリティ障害と診断され，自殺の恐れのある，あるいは自殺の恐れのない自傷行為のエピソードが，過去5年間に少なくとも2回はみられた180名の患者が，DBT あるいは一般的な精神科マネジメントのいずれかを1年間受けるよう無作為に割り振られた。一般的な精神科マネジメントに割り振られた集団を担当したセラピストは，こうした患者を診ることに対する適性と興味を持ち，BPD 患者の治療経験が平均5年の精神科医（そのうち1名は臨床心理士）であった。彼らはこの治験プロジェクトの共同責任医師（Paul S. Links 医学士，理学修士，カナダ王立内科医師会会員）と，一般的な精神科マネジメントの原則について検討するために，プロジェクト開始前6カ月にわたり毎週ミーティングを行い，治験が始まった後は同僚からのスーパービジョンを毎週受けた。DBT に割り振られた集団を担当したセラピストのほとんどは，治験が始まる以前に DBT のトレーニングを受けたことのある臨床心理士であった。このプロジェクトの実施期間を通して，彼らはプロジェクトの研究責任者である Shelley McMain から，コンサルテーショングループの指導を毎週受けた。DBT と一般的な精神科マネジメントそれぞれの治療法をセラピストが遵守できるようにするための手はずが整えられ，それはプロジェクトの実施期間を通して継続された。

　双方のグループはさまざまな臨床的転帰評価尺度において同じレベルの改善を示した。その中に含まれていたのは以下のような諸項目である。すなわち自殺を目的とした自傷行為エピソード，および自殺を目的としない自傷行為エピソードの頻度と重篤さの有意な減少，救急外来の受診，精神病院の在院日数を含む医療機関利用の有意な減少，そして BPD のさまざまな症状，苦痛症状，抑うつ，怒り，そして対人関係機能の有意な改善である。これらの転帰のいずれに関しても，2つの治療法の間に有意な違いは認められなかった。2年後のフォローアップによれば，これらの患者は自殺を目的とした自傷行為および他の自傷行為，医療機関の利用，そして精神病理に関する

改善を維持していた（McMainら，2012）。3年後の時点で，満たしている診断項目の数が2項目以下にまで寛解している状態が，1年間あるいはそれ以上にわたって持続していた者の割合は，両グループの患者とも62％に達していた。この割合は，BPDに特異的な治療を受けていなかったBPD患者に比べて20％高かった（Gundersonら，2011）。これらの結果は，この手引き書に記載されているような指針に基づいて熟練した精神科医が行う，ほどほどに特異的な治療が極めて——質の高いDBTと同程度に——有効である可能性があることを示していた。

治験の期間に用いられた「**一般的な**（General）精神科マネジメント」のマニュアルは，かなりの程度まで『境界性パーソナリティ障害：クリニカルガイド』（GundersonとLinks，2008）に基づいたものである。ただし治験で実際に用いられた「一般的な精神科マネジメント」と，ここで提示されている「**程よい**（Good）精神科マネジメント」のガイドラインとの間にはいくつかの違いがみられる。

第1の違いは研究用のブランド名である「一般的な」精神科マネジメントは，DBTと比較することができるように，治療を1年間継続するような形で作られており，したがって治験に1年間参加する予定であるという内容を含むインフォームド・コンセントを必要としたことである。それとは対照的に，ここに記載されている「程よい」精神科マネジメントの継続期間は実際的なものだ——治療が役に立つ間は継続されるのである。

さらに「一般的な精神科マネジメント」において治療を担当したセラピストたちは，治験が始まる時点においてすでに経験豊富であり，BPD患者を治療するのを好んでいた。この手引き書は，こうした経験豊富な精神科医たちがすでに会得してきたものを部分的に反映しているが，経験に乏しい治療者たちがそのレベルの力量をより早く獲得するのを手助けすることを目的としている。

第3の，そしてひょっとするとより本質的な違いである可能性があるのは，「一般的な」精神科マネジメントは，この手引き書に比べて自傷行為と感情の処理に対応することに対して，序列の上でより重きを置くことである。それにより，「一般的な」精神科マネジメントとDBTとの相違は少な

くなっている可能性がある。研究目的で行われた「一般的な」精神科マネジメントのために用いられたモデルは，自殺を目的とした自傷行為あるいは他の自傷行為は，情動の制御あるいは処理に関する問題によってもたらされているというものであった。したがってGPM（一般的な精神科マネジメント）の治療者は，患者が自らの感情状態をより自覚し，突き止め，そして受け入れることができるよう尽力することになる。この手引き書に記載されているGPM（程よい精神科マネジメント）は，これらの目標を共有するものではあるが，自傷行為と情動の双方をコントロールできるかどうかは，対人関係上のストレス要因や，信頼できる仲間と持続的関係を維持することができるように，GPMの治療者が媒介的な役割を果たすことができるかどうかと関連しているとする。

　第4の違いは「程よい」精神科マネジメントが，治療において患者個人が責任を担うこと，そして患者が職業上の満足を得ると同時に，パートナーと安定した関係を築くことができるという目標を，「一般的な精神科マネジメント」のマニュアルに比べてより明確に重視することである。「一般的な精神科マネジメント」の研究に参加した精神科医たちが，このマニュアルを実際にどのように運用したかはわからない。研究目的で行われた「一般的な精神科マネジメント」は，BPDを対象としたエビデンスに基づく他のすべての治療と同じように，社会面あるいは職業面のリハビリテーションに関して，さして有効性を示さないのは明らかであった。本書でより重視されているものが，その領域の転帰を改善するかもしれないと期待したいところである。

　最後に「一般的な精神科マネジメント」というブランドでは，投薬のための枠組みとして米国精神医学会診療指針（2001）のアルゴリズムを用いていた（この研究治験に関わった臨床家たちは，2001年以降になされた研究に基づいて，その投薬アルゴリズムとは異なる投薬をしばしば行ったが）。この手引き書でわれわれは，その後になされた研究を統合するような最新の投薬アルゴリズムを正式に提唱する。これらの相違のいずれか，あるいはすべてが意味を持つかどうか，意味を持つとすればどのようになるのかはわからない。しかし事態を明確にしておくために，これらの違いをここで強調しておくことにする。

McMain ら（2009）の研究から得られた結果は，DBT（弁証法的行動療法），MBT（メンタライゼーションに基づく治療），TFP（転移焦点化精神療法），CAT（認知分析療法），あるいは SFT（スキーマ療法）に必要とされるような，BPD に特異的に対応するための大がかりなトレーニングを受けてはいないが充分な知識を持った臨床家が，優れたケアを提供することができるという考えを支持するものである。GPM（一般的な精神科マネジメント）が研究に基づき支持されたことは，今のところ BPD の治療の見通しを立てる際に，自分が患者にとって役立つだけの能力を持っているかどうかに関して非現実的な恐れを抱いている多くの精神科医や他のメンタルヘルスの専門家たちが，自信を持った有能な治療者になることが可能であるという期待を裏づけるものである。

第Ⅱ部

GPMマニュアル
治療ガイドライン

第2章

一般的指針

程よい精神科マネジメントの理論：対人関係の過敏さ

ビデオ1「心理教育」
ビデオ4「セッション間の対応可能性という問題をうまく取り扱う」を参照

　程よい精神科マネジメント（GPM）において，ボーダーラインの精神病理を説明し，さまざまな介入を特徴づけるのは，対人関係上の過敏さという概念である（Gunderson 2007; Gunderson と Lyons-Ruth 2008）。境界性パーソナリティ障害（BPD）の症状の表れは，対人関係の状況に応じて劇的に変化する（図2-1を参照）。治療状況の中において，BPDの患者は，彼らが魅力的で素直である時，すなわち治療者とつながっている，あるいは「抱えられている」と感じている時と，診断上特異的な感情や行動（例えば怒りや自傷行為）の多くが明らかになってくる時，すなわち彼らが敵意を向けられた，あるいは拒絶されたと受け取り，脅威を感じている時との間を頻繁に揺れ動く。それに対して支持的に対応する臨床家は，患者を落ちつかせるであろう。他方で怒るあるいは回避するような対応をする臨床家は，より取り乱した，危険な可能性がある反応を引き起こすであろう。

　治療関係が進んでいく中で，臨床家（あるいは他の人物）は患者のことを気にかけ，一貫しており，敏感に応答し，懲罰的でなく，好奇心を持ち，後手に回ることなく，手探り感[訳注1]を出すことにより，「抱える環境

訳注1）原文は uncertain である。ここでは悪い意味で用いているわけではないから，「たどたどしい感じ」「非断定的な感じ」「決めかねている感じ」をすべてひっくるめて「手探り感」としておいた。「刑事コロンボが犯人と対話している時の感じ」と言えば一番正確かも知れない。

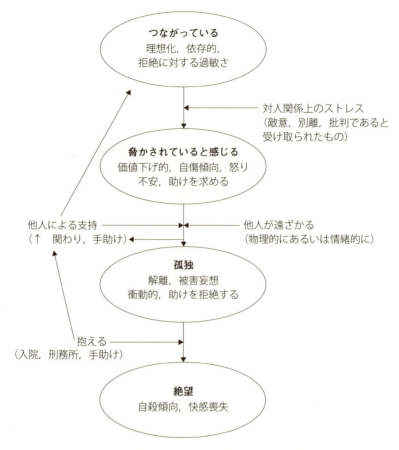

図 2-1　境界性パーソナリティ障害の対人関係の流れ

(holding environment)」を作り上げる（すなわちこれは患者が，自分は面倒をみてもらい包容されているという信念を抱くようになるということである）ことができる。このような面倒をみてもらっているという経験を通して，BPD 患者のマイナスの自己意識は，自分には価値があり，好ましく，魅力的で（自分は大丈夫だ，すなわち「捨てたものじゃない」「程よい（good enough）」），理解されていると感じる（自分は理解可能な人間であり，一貫しているし，異質ではない）ようなものへと移り変わっていくことができる。このような「程よい」ものとしての自己意識は，治療者と持続的で一貫した

関係を持つことによって，患者が内面化していくことが可能になる。

多くの場合，BPDの患者が脅かされ孤独であると感じる経験が少しずつ減っていくかどうかは，治療者によって左右されることはない。予想外の別離あるいは敵意を伴うストレス状況の中で暮らすBPDの患者にとって，彼らが持つ，揺れ動きはするが基本的にはマイナスの自己意識は，いつまでも修正不可能なままである。矛盾しているように思われるかもしれないが，BPD患者の中にはストレスの多い対人関係や状況に，どうしても固執したがる者もいる。しかしそれらの患者がよりプラスの自己意識を獲得できるような，より支持的で安定した環境を手に入れるための援助をするのは，本質的かつ持続的に役立つ可能性がある。

基本的な治療アプローチ

ビデオ2 「診断の開示」
ビデオ3 「治療同盟の確立」
ビデオ4 「セッション間の対応可能性という問題を取り扱う」
ビデオ5 「危険防止を行う」
ビデオ6 「怒りに対して対応する」
ビデオ7 「薬物治療を行う」
ビデオ8 「危険防止と薬物治療を行う」
ビデオ9 「家族を治療に参加させる」を参照

GPMにはBPDの治療を方向づけるべき8つの基本的指針が含まれている（表2-1を参照）。

1．心理教育を行う

あなたのBPDに関する知識，そしてあなたの処世訓についてですら，患者と分かちあうのは有益である。GPMで行われるあらゆる形の介入の中に，BPDに関する正規の心理教育が取り入れられている。心理教育をどのように行うかを示すさまざまな実例は，本書の中で明らかにされていくことになるだろう。くだけた形で行われる心理教育には，患者に自分の長期目標（きちんと生きること【getting a life】）を思い出させること，恋愛や職業に関

表 2-1　GPM の基本的指針

指針	コメント
1. 心理教育を行う	この障害の診断と治療について，あなたの知るところ—あるいは知らぬところ—を患者に伝えるのをためらってはならない。また患者にとってためになると考えたなら，遠慮なくアドバイスを与えてよい。
2. 積極的に関わり，後手に回らないように	敏感に応答することにより，あなたが興味を抱き，関わりを持っていることを患者に対して保証し，安心させることになる。患者の言葉に対して過剰反応しないように。
3. 思慮深くあれ	あなたは患者が抱く不安に対する容器（container）であり，「まず考えてから」行動するという治療作用が生じる上での手本となる人物である。
4. 治療関係は職業上のものであるだけでなく，現実的なものでもある	双方の側面が必要とされる。
5. 変化が求められていると告げる	これを伝えないと，治療の価値が疑問視されることになる。
6. 患者に責任を担わせる	自分の行動に対して責任を持つよう患者に促す。とりわけ以前のセッションの中で学んだ教訓を治療中に忘れていた，あるいは実行に移すことができなかったことに対して責任を持つように促していく。
7. 治療外の患者の生活を一貫して重視する	治療外の患者の対人関係に関する情報を常に入手するよう心がけること。きちんとした職業活動が持つ価値を強調すること。
8. 柔軟で，実際的で，折衷主義的であるよう心がける	あなたの応対や介入がどのようなものとなるかは，患者の状態とあなたの分別の双方によって定められる。

する見通しについて，さらには交通機関や買い物といった，より日常的な事項について賢明なアドバイスをすることが含まれている。

2．積極的に関わり，後手に回らないように

　BPD 患者はあなたがそこにいることを充分に承知している必要がある。敏感に応答し，沈黙を受け入れることなく，言われたことに患者が応答を示さない場合には疑問を投げかけるべきである。あなたが沈黙し，消極的であっ

た場合，あるいは患者の訴えの深刻さを軽視した場合，患者は治療者に敵視された，あるいは見捨てられたと体験する。だからといって過剰反応してはならない。自殺，暴力，あるいは破滅的な結果をもたらす可能性のある他の出来事について患者が言及した場合，治療者が気にかけていることを明らかにした上でそれについて検討を加える必要がある。入院，投薬の変更，あるいはコンサルテーションを受けるといった対応で過剰反応をすることは，おそらく有害であろう。

3．思慮深くあれ

思慮深くあること，内省的であること，用心深くあること，そして手探り感は，患者を包容する（「抱える（holding）」）上で欠かせないものである。彼らの世界は白か黒か，すべてか無か，そして善か悪かのいずれかである。このような二分法的な物の見方が現実的であることは稀である。メンタライゼーションに基づく治療（BatemanとFonagy 2012）において詳説され強調されているように，あなたは「無知であること（not knowing）」を気持ちよく受け入れる——それにこだわりさえする——必要がある。手探りであること，あるいは優柔不断であることを気持ちよく受け入れるのは，あなたが患者の二極化された白か黒かの思考に対する容器（container）として振る舞うことであり，患者が取り入れ（introjection）を行うためのモデルを提供することである。思慮深くあれというのは，あなたが積極的で，明晰で，指示的あるいは権威ある態度をとる必要がないという意味ではない。

4．治療関係は職業上のものであるだけでなく，現実的なもの（二者関係）でもある

あなたの過ちを認めるように（例えば「私は誤解していました」「私は〜しておくべきでした」「もし，もう一度やり直すことができるなら，私は〜するでしょう」）。過ちを犯すことに対する恐れがあると，あなたと患者の双方が，治療にとって欠かすことのできない人間的な対人交流を行うことができなくなる可能性がある（下記の「変化が求められていると告げる」という指針も参照すること）。治療者に対する理想化を受け入れてもよいが，治療

表 2-2　境界性パーソナリティ障害を治療する際に，臨床家が自己開示を行うことについて

臨床家の匿名性は神話である――患者の知覚が的確であるかどうかは時に応じて変化する。われわれはこれに対して影響を与える。

臨床家の自己開示が役立つ仕組みは以下のようなものである。

・患者が辱めを受けたと感じた際に，それらの感情や信念を正常な状態へと戻す
・患者に希望を抱かせる
・治療者が偽りのない人物であることをはっきりさせる
・患者が感じ，ものを言い，態度で示すのを承認する

者に対して非現実的な期待を抱くのを助長しないように(「あなたに〜と思っていただくのは光栄です」「私の経験はあなたに〜と思っていただいたようなものではありませんでした」)。治療者が自己開示をするのは，治療に役立つ場合もあるし有害である場合もある。明白な事実を否定したり，患者があなたに影響を与えているのを否定したりしてはならない。あなたの自己開示が患者にとって役立つかどうかについて常に検討するべきである（表 2 - 2 を参照）。

5．変化が求められていると告げる

BPD の患者に対して，彼らの障害が通常たどる経過は穏やかな改善であるという情報を与えること。病状が改善するかどうかは，治療において患者が積極的な役割を引き受けるかどうかにかかっているということを強調すべきである。患者はあなたが力を貸すことを当てにしてよい。患者の努力や運にも左右されはするものの，満足のいく仕事やパートナーとの関係が得られる可能性はある，ということを長期目標とみなすべきである。

6．患者に責任を担わせる

患者の過ち，不寛容さ，敵意，あるいは攻撃的態度は理解できるものであるし，変えることもできるという態度を取り続け，少しずつ患者に影響を与えていく一方で，自分の言ったことに対して患者に責任を負わせること。セッション中は，患者に以前のセッションで検討したことについて思い出しても

らうこと。そのセッションの中で達した結論を忘れてしまったのかどうかについて尋ね，もしそうであったなら，そうなってしまった事情について問いただすべきである。その場合に患者に生じることになる罪悪感や恥辱感を，あなたは思わず和らげようとしたくなるかもしれないが，そうしてはならない。時にはそうした感情を患者が経験し，受け入れるのを賞賛するべきである。もし行動化や解離を引き起こすことなく，患者がこうした感情に耐え受け入れることができたなら，それらの感情は患者が自責の念を抱き，謝罪し，和解し，そして変わっていくための前提条件や動機となる。これに対応する臨床家側の態度としては，臨床家が自分の過ち，感情，あるいは態度について説明する責任を負う必要があることが挙げられる。臨床家はこれらを認める心構えを持つべきである。

7. 治療外の患者の生活を重視する

　患者の主要な対人関係において何が起こっているかを知り，不安定な関係が繰り返されるようなら，対人関係に関する彼らの受け取り方や対応について検討すること。患者の情動上の問題（例えば怒り）や行動上の問題（例えば自傷）のほとんどは，対人関係上の出来事と関連しているのである。彼らはこのことを認識する必要がある。あなたは彼らが状況的ストレス要因をうまく処理する手助けをすることができる。あなたが賢明なアドバイスを与えるだけで充分な場合もある。時には他人からの情報提供を求めねばならない（例えば家族メンバーと話すなど）。対人関係に関する患者の過敏さは，きちんと計画した職業訓練活動を行うことで和らげられる可能性がある。臨床家は「恋愛の前に仕事」というメッセージを強調し，就労の取り組みを後押しし，支援するべきである。治療開始から6カ月後までには，BPD患者は多少なりとも学校，仕事，あるいは家事労働に就くべきである（表2-3を参照）。患者とあなたの間に信頼に満ちた依存的な関係が成立するのは，治療にとってプラスの進展が生じたことを示す兆しである。しかしこの関係は現実世界における人間関係の，理想化された代用品になってしまう可能性がある。それは患者の現実の生活が空虚なものとなっている兆しである。そのような場合には治療者がコンサルテーションを受けること，そしておそらくその患者

表 2-3 GPM の治療作用

治療作用	解説
「まず考えてから」行動できるようになること	この治療作用の中には，まず考えてから行動できるようになること，感情を自覚し，名づけることができるようになること，そして自分の経験と他人の経験について考えられる（感情や動機を明らかにする）ようになる——これは心化する（mentalize）と呼ばれることが含まれる。
社会的リハビリテーション	この治療作用の中には以下のようなものが含まれる。率先して社会的責任を引き受けられるようになる（例えば信頼性を高める，優柔不断さを減らす，権威／規則を受け入れる）こと。あるいは見知らぬ人とおしゃべりができるようになること。家計の範囲内で生活できるようになること。日常生活を改善できるようになること，などである。
修正体験	治療者から傾聴され，面倒をみてもらい，現実的な期待を寄せられるのは，患者が他人を信頼し，自己開示を行い，親密になれる能力，そして謙虚さを育むような新たな経験である。疑うことを知らず，合理的で，信頼できるセラピストは，内在化することが可能な，さまざまな資質のモデルとなる。

をBPDの専門家に紹介することが必要となるであろう。

8．柔軟で，実際的で，折衷主義的であるよう心がける

あなたがどの程度までコーチ，助言者，観察者，あるいは解釈者としての役割を果たすかどうかは，あなたの患者次第である。指示，批判，あるいは解釈に対するBPD患者の反応性はばらつきが大きい。これらすべてが有益あるいは有害である可能性がある。ある介入が価値あるものかどうかは，患者の現在の心の状態によって左右される。患者はあなたの意見が気に入るかどうかについてまず問われた後に，初めてあなたからの指示（あるいは助言）を受け入れるのが常である。図2-1に示されているように，緊急（高ストレス）時には患者の防衛性が増悪することが多い。このような場合，より手厚い支援を行う必要がある。臨床家によって「抱えられている」あるいは臨床家とつながっていると感じられる時には，招かれざる負のフィードバック（例えば批判や解釈）を患者が受け入れやすくなる。同じようにセッション間の対応可能性，セッションのすっぽかし，あるいは緊急事態に対応するためのマネジメント計画は，あなたの方針に合わせるよりも，あなたの患者に合わせ

て立てられるべきである（第4章の「セッション間の対応可能性」，そして第5章の「自己を危険にさらすような行動が今にも起こりそうな場合」という項目を参照）。

変化はどのようにして生じるか

第8章の症例5「ローレンス」を参照

　GPMが示す治療作用に関する基本的モデルは，患者のそれ以前の対人関係とは本質的に異なるやり方で治療者がふるまったり，応答したりするというものである。それはBPD患者の対人関係に対する敏感さを修正しようと意図するだけでなく，実際に修正するようなやり方である。表2-3はこのモデルの枠組みの中で，GPMに伴って生じる変化の3つのプロセスをまとめてある。

「まず考えてから」行動できるようになること

　セラピストは患者に対して，まず考えてから行動に移すようはっきりと促し，もしそれができたら褒めることによってこのプロセスを強化すべきである。連鎖分析（chain analyses），内省，書くこと，話すこと，そして「10まで数えること」といったことはすべて，患者が衝動のままに行動してしまうのを遅らせる上で役立つように，セラピストが勧めるべき作業である。患者が自分に最初に生じた反応を疑うようになる，あるいは物事に対する別のとらえ方を考慮できるようになるのは，患者が「まず考えてから」行動する方法を習得するのを，メンタライゼーションに基づく治療が手助けする方法の中の重要な構成要素である。正確な解釈——これは形式張らない形で行われるのが最もよい——がとても役立つ可能性がある（例えば「さっきのコメントは，あなたを怒らせるようなものだったのでしょうか」）。この学習過程を通して，BPD患者の機能不全に陥っている前頭前皮質が，御し難い扁桃体を制御できるようになるという結果がもたらされることになる（Doneganら，2003; Silbersweigら，2007）。

社会的リハビリテーション

　BPD患者の治療を行う場合に生じる数々の生活上の危機や激しい対人交流は，多くの場合に臨床家の関心を惹いてやまないものだが，臨床家は患者が「きちんと生きる（get a life）」必要があることから断固として目を離さぬようにしなければならない。安定した職に就くことは，彼らが必要だと思っている排他的な対人関係よりも手に入れやすい。患者はこうした目標の向け替えに対して概して抵抗する。しかし，もし患者が満足すべき職につき，ゆるぎない対人関係上の支援を受けられるなら，彼らの危機は消え去り，治療は「廃れて（obsolete）」いくことだろう。

　臨床家は患者が社会的役割あるいは社会的機能を獲得する，あるいは再開することの重要性をはっきりと確認しておくべきである。患者が将来幸せを掴むことができるかどうかは，その多くが強固で永続的なパートナーや職業を見つけ出すことができるかどうかに左右される。患者が獲得したそれらの役割や機能が永続可能なものになるのは，その後のことである。治療者は，患者の経験の乏しさ，信頼性の欠如，失敗することに対する恐れ，批判に対して耐えられないこと，助けを求めるのが苦手であることなどが，これらの目標を達成する上でどれほどマイナスになっているかを，彼らが認識できるよう手助けすべきである。これは弁証法的行動療法の基本的弁証法の1つである，**寄り添い**（validation）[訳注2]の部分である。それに引き続き**変化**（change）の部分が始まることになる。あなたの患者に対して，失敗の可能性が低い仕事あるいは授業に取り組むよう促すべきである。賃金労働をする前にボランティアをすること，フルタイムの仕事に取りかかる前にパートタイムの仕事をすること，難しい授業に出席する前にやさしい授業に出席しておくこと，よく知らないことに取りかかる前によく知っていることをしておくのが望ましい。患者が以前に達成した成果を強調すること，「くじけないで挑戦する」よう促すべきである。ただしそれは「やればできる」という発言にならぬよう注意すべきである——そうした発言は，あなたが彼らの困難を過小評価していること，あるいは彼らの過去の失敗を責めているように聞こえることが

訳注2）寄り添い（validation）とは他人の考え，感情，行動が，仮に同意できるものでなかったとしても，理解はできるものとして承認し受け入れることである。

多い。

修正体験

耳を傾けられ（「聞き届けられ」），理解されるのは，BPD の患者にとって初めての，あるいは稀な経験であることが多い。自分自身について，あるいは自分の将来について責任を持つようにという，筋の通った期待をされることもまた，患者にとって新たな経験である場合が多い。あなたが真に何よりも彼らの幸福のために注力していると信頼するのも，患者にとって新たな経験である。患者にとってあなたは，静かに安全をもたらす移行対象となるのである（Gunderson, 1996）。治療者は信頼の置ける振る舞いをし，首尾一貫した態度を取り，責任を担うこと，さらに権威を受け入れ，自分の過ちを認め，自分の限界を受け入れることによって，患者の取るべき行動や態度のモデルを務めることになる。そうした治療者の行動や態度を取り入れることは，患者にとって永続的に役立つことになる。治療の中で生じるそれらの修正体験は，患者が安定したパートナーあるいは仕事を見つける可能性を高めるためのお膳立てをすることになる。そして安定したパートナーや仕事は，患者それぞれにとっての修正体験になっていくのである。

第3章

診断をつける

診断の開示

ビデオ1「心理教育」を参照
第8章の症例1「ロジャー」も参照すること

　ほとんどのボーダーライン患者が当初助けを求めるのは，別の問題についてである（例えば抑うつ，身体的な訴え，自傷，物質乱用，不眠）。境界性パーソナリティ障害（BPD）という診断は，臨床家がこれらの当面の問題を治療し始めた後に生じるさまざまな問題を通してのみ，後から明らかになってくる可能性がある（例えば患者があなたの真意を疑う，どれほど対応してくれるのかを試そうとする，処方された薬物を乱用する，あるいは思いもよらぬ形で怒り出す）。BPD という診断が歴然たるものになってきた後であっても，臨床家の多くはこの診断を開示することに対して依然として躊躇する（表3-1を参照）。しかしながら患者にこの診断を下すことが明確な臨床的意義を持つことには，かなり大きな理由があるのである（表3-1を参照）。

この診断は患者と臨床家が経過に対して抱く期待の拠り所となる

　さまざまな症状や行動，あるいは状況的危機（situational crisis）^{訳注1）}に対する対応が優先されねばならない場合であっても，BPD という診断を下

訳注1）危機は成熟に伴う危機（maturational crises）と，状況的危機（situational crises）に大別される。前者は就職や結婚，退職など，人生のある時期にあらかじめ起こり得ると予測できる危機的状況のことであり，後者は失業，離婚，死別などに由来する社会的危機（social crisis）や，火災，地震，事故などに由来する偶発的危機（accidental crisis）といった，予期することの困難な危機的状況のことである。

表 3-1 境界性パーソナリティ障害（BPD）という診断の開示

臨床家がこの診断を開示しないのはなぜか
- 私はこの診断をつけなくても患者を援助することができる（時にその通りである場合もあるが，多くの場合にはそうではない）
- 患者は恥辱感を抱くか，あるいは批判されたと感じるだろう（逆転移の投影）
- 私は自分がBPDを治せるとは思わない

臨床家がこの診断を開示すべきなのはなぜか
- 経過と治療に関する現実的な予想を立てるため
- 治療同盟を促進するため
- 治療者の心構えを促すため。自分の逆転移に注意するため

すことによりさらなる見通しが導き出される。それはこの障害に罹患した患者が，長期にわたり重大な不利益を被るというものである。抑うつ，不安，摂食障害，あるいは物質乱用を示す患者に対して，このBPDという診断はどれが主要な治療目標とされるべきであるかに関する，そして薬物治療のできること，できないことに関する知識をもたらすことになる（第6章を参照）。

BPDという診断は治療同盟を築き上げるための基盤を築く

　BPDという診断は，患者や家族が有意義で適切であると感じるような，発達に関する，そして治療に関する文脈を与える。本章で後に説明するように，治療を始めるにあたり，治療者がBPD患者に対して以下のようなことを伝え，安心感を与えることによって治療同盟は促進される。それは自分の問題は他人によって共有されること，治療は自分の助けとなること，そして治療者は利用できる関連知識を数多く持っていることである。表3-2には患者と家族が入手しておくべき知識がまとめてある。

この診断はこれから起きることに対する心の準備を臨床家にさせる

　BPDという診断を下すことで，患者が対人関係に対して過敏であること，あなたの助けを考えなしに受け入れる（理想化）あるいは拒絶する（価値下げ）可能性があることを，あなたはしっかり認識することになる。BPDという診断に気づかないと，あなたはこれらの反応に対して世話を焼くような応対，あるいは怒りにまかせた応対をしてしまうかもしれない。他方で

表 3-2　基本的な心理教育：すべてのボーダーライン患者とその家族が知っておくべきこと

- 境界性パーソナリティ障害（BPD）は著しい遺伝性を持つ（〜 55%）。これは家族が，ボーダーラインに罹患している家族メンバーが持つ，遺伝的素因に由来するさまざまなハンディキャップに対応するために，彼らの養育の仕方を修正していく必要があることを意味している。
- BPD とは環境上のストレス――とりわけ対人関係上のストレス要因（怒り，拒絶）あるいは構造の欠如した（一貫性のない，予測できない，あいまいな）環境――に対して極めて過敏な障害である。これは患者の苦しみが，構造化された支持的な環境によって和らぐことを意味している。神経生物学的に相関しているものの中には，コルチゾール値の上昇とオピオイドの欠損が含まれる。
- BPD に罹患した人々の脳には，扁桃体の過反応性（すぐに興奮してしまう）と前頭前皮質の活動低下（認知機能の乏しさ／思考の抑制）が認められる。ほぼすべての有効な治療は，自分が知覚したものを評価し，行動や感情を制御するために考えるよう患者に求めながら，彼らの前頭前野の皮質活動を強化する。
- ほとんどの BPD 患者の症状は寛解する（2 年目までに約 50%，10 年目までに 85%）。ひとたび寛解したなら，再発する患者は約 15% にすぎない。ただし彼らの症状の改善に伴って生じているのは，社会的適応のごくわずかな改善にすぎない（すなわち 10 年目までに安定した結婚生活を送っていた，あるいは常勤の職を得ていた患者はわずか約 1/3 にすぎないのである）。
- 実証的に有効性が裏づけられている BPD の治療にはさまざまな形がある。すべての治療において自傷，怒り，抑うつ，病院や救急診療科の使用，そして投薬が減少している。通常これらの治療には，多くの訓練を受け，継続的にスーパービジョンを受けているセラピストが，週に 1 時間から 3 時間，1 年あるいはそれ以上にわたり携わる必要がある。
- BPD 患者の大多数は，これらの特異的治療を受けなくても著しい改善を示す。ほとんどの場合には，程よい精神科マネジメントを行うだけで充分である。GPM に反応しない患者には，BPD に対して特異的な集中度の高い治療がなされるべきである。

この診断を知っていると，好奇心といったもっと治療に役立つ応対を生み出すだろう。事実，BPD でない患者の大半にとって役立つさまざまな介入（例えば無条件で支持すること，詫びることもなしに患者に反対すること）が，BPD の患者を悪化させるように思われたために，われわれが現在では「BPD」と呼ぶものに特有の兆候や症状を明らかにする必要が生じたのである（Gunderson, 2009）。BPD 患者が，自分の面倒をみてくれる人物に対して示す独特の過敏さを理解し，その結果として患者に対する面倒の見方を修正する臨床家は，予想をはるかに超えて彼らの役に立てることに気づくだろ

う。残念ながら自分の患者に対して BPD という診断がつけられることに気づかない場合、臨床家の素朴な応対は患者の問題を悪化させる可能性があり、彼らが患者を拒絶するか、彼らが患者によって拒絶されるかのいずれかの事態が引き起こされる可能性がある。

どのように診断を開示するか

ビデオ2「診断の開示」を参照

以下のような形でなされる診断の開示には、図2-1に示されているような発達上の観点が含まれている（第2章「一般的指針」を参照）。

「BPDの人々は、育ててくれる人々に対して極めて過敏で反発を起こしやすい遺伝的素因を持って生まれてきます。彼らは他の子どもに比べて、親の行動が拒絶あるいは怒りに由来するものと受け取りがちです。多くの場合、彼らは親から不当な扱いを受けたと感じながら、そして必要としていたにもかかわらず、関心を払ってもらえなかった、あるいは面倒をみてもらえなかったと感じながら成長します。彼らはこれを腹立たしく思い、若年成人期になるにつれて、自分に欠けていると感じるものを埋め合わせてくれる人物と関係を作り上げたいと望むことになります。彼らの望む対人関係は排他的なものであり、軽視、拒絶、別離が生じた時、あるいは彼らがそれが生じたと受けとった時に、激しい反応が引き起こされることになります。案の定、彼らの非現実的な期待と激しい反応は、そのような関係を破綻させることになります。このようなことが生じると、BPDの人々はしばしば拒絶されたあるいは見捨てられたと感じ、不当な扱いを受けたことに対する怒りと、自分はよからぬ人間であり、拒絶されて当然だという恐れを解消することができません。これらの結論はいずれも彼らが自己破壊的になるきっかけを与える可能性があります。不当な扱いを受けたことに対する彼らの怒り、あるいは自分がよからぬ人間であるという恥辱感、あるいは自己破壊的な行動は、他の人々に、彼らに対する罪悪感あるいは保護感情を引き起こす可能性があります。このような自責の念に基づいた応対、あるいは救いの手をさしのべるような応対をされると、BPDの人々は自分が不当な扱いをさ

れているという現実離れしたマイナスの受け取り方が正当化されたと考え，彼らの要求が満たされるという現実離れした高い期待を維持することになります。かくしてこの同じプロセスが繰り返されることになるのです。」

　BPDという診断を開示するための，より簡単で理屈っぽくない方法は，診断基準に目を通してもらった上で，それが自分に「当てはまる」かどうかを患者に教えてもらうことである。この作業では自分の診断をつけることに対して，患者自身に関わらせることになる。またこの作業を行うこと自体が治療同盟を築き上げることに相当する。

よくある問題

あなたの患者がBPDという診断を拒んだ場合

　この診断が患者の抱えるさまざまな問題を非難するものであると感じられた場合，この診断が他の患者に対して軽蔑するような調子で用いられるのを聞いたことのある場合，あるいは患者にとって大切な前治療者によってつけられていた診断名を否定するようなものである場合，彼らはBPDという診断をつけられるのを拒むかもしれない。いずれの場合であれ，あなたの患者は診断それ自体を受け入れる必要はない。重要なのはその患者が受け入れることのできるような，一人ひとりの患者に応じて，より個別の治療目標を明らかにすることである。例えば「薬物があなたの（不安／抑うつ，その他）を改善する上で役立つかどうか考えてみましょう」，あるいは「あなたの前夫が，自分のアルコール乱用について抱いていた考えを変える試みをしてみましょう」といった目標がそれである。もしこれらの問題にうまく取り組むことができるならば，BPDという診断が患者に受け入れられなくてもこれらの目標は他のよりBPDに特異的な問題（例えば自分が「悪い子」であるという感覚，時折みられる激しい怒り，拒絶に対する過敏さ）に関するものへと移行していく可能性がある。それでもBPDという診断を，ゆくゆく再び差し出すのは，これまでに明らかにしたようなさまざまな理由から有益であろう。

あなたは患者が境界性パーソナリティ障害に罹患していると考えているが，その患者が満たしている診断項目の数が，DSM で必要とされる閾値に達していない場合

　DSM の診断手順は変更不能というわけではない。対人関係に関する診断基準（例えば自己イメージや他者の認識に関する分裂，見捨てられることに対する恐れ，孤独に対する恐れ，拒絶に対する過敏さ）が最も中心的なものである（Gunderson と Lyons-Ruth 2008）。それに加えて特徴的な他の診断基準には，過剰な怒りと自己破壊行動が含まれる（Grilo ら，2007）。3 つの診断基準がすべて存在する場合，BPD という診断をつけないで済ますのは難しいだろう。少なくとも 3 つの診断基準が存在していない限り，他の診断をつけた方が有益であるかもしれない。

第4章

治療を始める

治療の枠組みを設定する

ビデオ3「治療同盟の確立」を参照

「あなたとは毎週喜んでお会いしましょう。しかしわれわれがもっと多く面接をすべきか，どれくらいの期間面接をすべきかについては，私がどれほどお役に立てるかに左右される問題です。それはあなたの気分がよくなるかどうか，そして怒りや自傷といった行動上の問題，不信感や独占欲といった対人関係上の問題が減っていくかどうかを観察することにより，これからお互いにわかっていくことでしょう。」

大半の場合，程よい精神科マネジメント（GPM）では，治療がどれほど続くかに関しては確かな見通しを立てぬまま，患者は週に1回の頻度で医師の診察を受けに行く必要がある（表4-1）——すなわち治療期間（と治療頻度）は，患者が医師の診察を受けに行くのを有益であると考えるかどうかによって定められるであろうということである。かなりの経験を積んでいるか，あるいはスーパービジョンを受けているのでない限り，臨床家は週に2回を上回る頻度でセッションのスケジュールを組むべきではない。その警告を与えた上でのことではあるが，患者の意向に基づいて，後からより高頻度のセッションを付け加えることも可能である。プライマリ臨床家[訳注1]が精神科医である場合，複雑な問題に関してはコンサルタントに相談することもあるかもしれないが，ほとんどの場合その役割の中には薬物のマネジメントが含まれているだろう（第6章を参照）。可能な場合には，BPD患者は別の型の治

表4-1　GPMの枠組み

- セッションは週に1回行われる。
- 治療期間の長短は治療の進展によって決まる。
- 付加的な治療（の分担）［グループ，家族，投薬］が行われることが望ましい。
- コンサルテーションを受けること，同僚の間で話し合いをすることが望ましい。

療（例えばグループ，家族療法，自助グループ；第7章を参照）に参加するよう促されるべきである。これらの治療の提供者はすべてコンサルテーションを利用する機会を持つべきであるし，進んで利用するべきである。患者が1つ以上の型の治療に参加する場合，以下のことを受け入れるべきである。それは必要であると判断した場合には，その患者の治療について治療者が互いに話し合うということである（第8章にある症例1「ロジャー」を参照）。

治療の進展を評価する

あなたは患者にこの治療が役立っているかどうかについて評価するよう促すべきではあるが，治療上の変化が生じているかどうかについて，あなた自身が観察し検討する責任は依然としてある。変化は連続して起こる。主観的な苦悩の改善は約1－3週間で，行動上の改善は2－6カ月で，対人関係の改善は6－12カ月で，社会的適応の改善（すなわち「きちんと生きること（getting a life）」）は6－18カ月で生じることが予想される（表4-2を参照）。

治療上の変化を評価するために，あなたは上記の方法に加えて内省も用いるべきである。①私はこの患者を以前よりもよく理解しているだろうか？

訳注1）BPDを治療するために編成される治療チームの中で，患者のケアに関して主な責任を負うメンバーのことをプライマリ臨床家（primary clinician）あるいはケース責任者（case administrator）と呼ぶ。主な職務としては，患者にとって大切な相手（家族および他の治療者）と連絡を取ること，治療が進んでいるかどうか，患者の身が安全であるかどうかについて臨床上の判断を行い，うまくいっていない時には有効な解決策を実行に移すこと等が挙げられる。(John G. Gunderson: Borderline Personality Disorder: A Clinical Guide, Amer Psychiatric Pub, 2001［黒田章史訳：境界性パーソナリティ障害―クリニカル・ガイド，金剛出版，2006，第4章「ケース・マネジメント：プライマリ臨床家」を参照］。)

表 4-2　一連の期待される変化

目標とする領域	変化	時期	関連した介入
主観的な苦悩あるいは不快な気分	↓不安と抑うつ	1－3週	支持，環境の変化 ↑自己認識
行動	↓自傷，激しい怒り，そして乱交	2－6カ月	↑自己認識と対人関係上の誘因に対する認識 ↑問題解決戦略
対人関係	↓価値下げ ↑明確に自分の意見を述べること ＋依存性 [a]	6－12カ月	↑心化（Mentalization） ↑愛着の安定性
社会的機能	学校／仕事／家事労働	6－18カ月	↓恐れ，失敗，そして見捨てられ；コーチング

a セラピストに対する肯定的で依存的な関係が作り上げられる。
出典：Gunderson JG, Links P『境界性パーソナリティ障害：クリニカル・ガイド（第2版）』ワシントン DC，米国精神医学会出版局（2008）を改変。許可を得て使用。

②今では患者の反応を（例えば何が怒りあるいは自傷を引き起こすかについて）予測できるだろうか？　③治療に打ち込んでいるだろうか（例えば自分は患者のことについて，セッションとセッションの間に心配している／考えているだろうか）？　そして④患者は私に対してより信頼を寄せ，依存することができるようになってきているだろうか？　これらの変化が観察されない場合，あなたが患者にとって役に立っているかどうかについて疑問を投げかけることになるだろう。

　とりわけ治療の初期段階において，治療が有益であるかどうかという質問を，患者に対してはっきり持ち出すのをためらってはならない（第8章の症例5「ローレンス」を参照）。この質問をどのような時にすべきかを表4‐3に示した。それは通常の場合に期待される治療上の進展を示しておらず，治療の修正を必要とするような場合である。ここには多くの例外がある。しかしながらもしあなたと患者が，治療の有効性に関する質問に対して多少なりとも安心できるような答えを見出すことができない場合には，コンサルテーションを求めるべき時が来たのである。

表4-3 治療が失敗しているかどうかについて質問するタイミング

治療期間	観察
3週間	・患者があまり通院していない ・主観的な苦悩が改善されない ・あなたは患者のことを好きではない
3カ月	・患者は一貫して治療を軽んじている ・自己を危険にさらすような出来事あるいは日常生活活動（例えば睡眠や食習慣）が悪化している ・あなたの患者に対する共感や理解が改善されていない
6カ月	・自己を危険にさらすような行動の程度が根強く変わらない ・患者は以前に行われたセッションの内容を思い出すことができないか，あるいはそこから得られた教訓を活かすことができない ・患者は何らかの職業上の役割を非常勤の形で得ること，あるいは再開することができていない ・拒絶あるいは別離といった，患者にとって不都合な対人関係上の出来事の重要性を認識できていない

セッション間の対応可能性

ビデオ4「セッション間の対応可能性という問題を取り扱う」を参照

　「緊急事態が生じた場合には，お役に立ちたいと思います。もっと大まかに言えば，私があなたの身を案じていることについて，少しずつ信頼していただけるとよいと思います。でも，私がいつでもお役に立てるわけではないので，代案について話し合うべきでしょう。何かご提案はありますか？」

　あなたの患者はこれまで，定期的なセッションの間に生じる個人的な難局を何とか乗り切ってきたし，引き続き乗り切っていくことができるという前提のもとに治療を始めるのが最善である（Gunderson 1996；Nadortら，2009参照）。明らかにそれが無理な場合，あるいは患者があなたに対応可能かどうかについて尋ねてきた場合にのみ，この問題を取り上げるべきである。あなたは，自分の健康のためにできる限りのことをするという責任を，常に患者に担わせるように対応すべきである（第2章の「患者に責任を担わせる」

という項目を参照)。

　図4-1はセッション間の対応可能性について取り扱うための方針の概要を示したものである。もし患者が危機の最中にあってもあなたに電話してこない場合には、その意味するところについて検討すべきである。患者はあなたが電話されたくないと思っているのだろうか、心配してくれないと思っているのだろうか、あるいは電話したところで役には立たないと思っているのだろうか？　もし患者が実際にあなたに電話してきて、それが緊急事態であるようには思われなかったならば、次のセッションは以下のような事項に対する患者の認識を高める絶好の機会となる。それは患者の根幹には孤独に対する恐れがあり、面倒を見てもらえていないと感じていること、そして他人を移行対象として用いていることである。限界設定が必要となる異例の状況においては、「申し訳ありませんが、あなたの電話に対応するのは、私にとって手に負えないものとなりつつあります。あなたが支援を受けられる方法には、他にどのようなものがあるか検討してみましょう」と伝える。

　サイバー空間はコミュニケーションのために、さまざまな新しい選択肢を作り上げてきた。電子メッセージ（電子メール、フェイスブック、携帯メール）は約束変更をする上で役立つし、宿題を伝えるための手段として用いることも可能である。コミュニケーションをしているという幻想は、患者の気分を落ち着かせることができるような、移行関係（transitional relatedness）の1つの型となる可能性がある。しかしながら治療者は、これは差し迫った事態を伝える際には当てにならないこと、そしてとても長い内容を伝えるための手段としてふさわしいとは限らないことを明確にしておくべきである。また治療者は、患者のメッセージが次のセッションにおいて検討されるであろうと伝えておくべきである。

　BPDの患者を治療するためには、自殺企図の可能性を伴うような緊急事態が頻発するのに対して、毎日24時間体制で対応する必要があるという予想が当たることはまずない。緊急事態でもないのに電話するよう患者に勧めたり、電話を受け次第長時間にわたる支持的な傾聴を行ったり、セッション間に接触をした後で、その必要性や有用性、そして考えられる他の選択肢について検討するという対応を怠ったりすると、臨床家が抱く上記のような

第4章 治療を始める 51

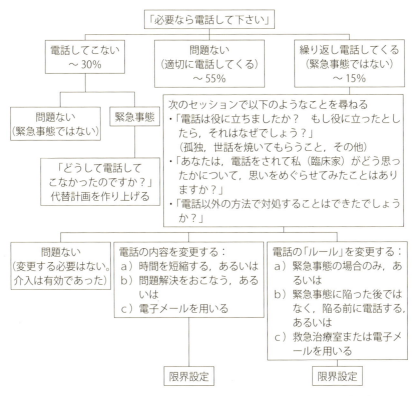

図4-1 セッション間におけるセラピストの対応可能性に関するアルゴリズム

考えには拍車がかけられることになる。毎日24時間体制で医療が利用できる必要があると主張する患者は，BPDの専門家のもとへ紹介すべきである。BPDの専門家はチーム治療あるいは居住施設を用いることにより，そのような医療の対応可能性を現実のものとすることができる。

治療同盟の確立

ビデオ3 「治療同盟の確立」
ビデオ7 「薬物治療を行う」
ビデオ9 「家族を治療に参加させる」を参照

心配しつつ関心を寄せること，揺るぐことなく傾聴を行うこと，そして患者の辛い体験に対して寄り添う（validation）こと，という基本的な治療姿勢は，欠かすことのできないものであり，さまざまな形の治療同盟がそれに基づいて確立される。患者があなたの善意に対して信頼を示し，忠告に従おうとする意欲を持っているのは，治療同盟が成立していることの証である。これらはBPDの患者にとって治療の成果を意味しているのであって，治療する上での前提条件ではない。表4-4は異なった型の治療同盟が確立される順番を明らかにしたものである。

以下に挙げるさまざまな介入は，治療同盟の確立を促進するものである。これらの介入はすべて病状の改善に向けて，患者をあなたとの共同作業に携わらせるように作用する。

心理教育

心理教育は予後の見込みに対して影響を与える要因を規定し，患者が治療に関わりを持つ必要性を確認する。そしてあなたの臨床的判断がそこから導出されるような基礎的知識を伝える（第2章の「心理教育を行う」の項を参照）。この障害および治療について何か読んで知識を得るよう患者に促すのは，この目的のための幸先のよい第一歩である。書物あるいはインターネットサイトを勧めるべきである（手引き書としてGundersonとLinks 2008を参照）。

薬物治療

BPD患者に特徴的な，重篤なレベルの主観的苦悩（Zanariniら，1998）を和らげるために薬物を処方するのは，多くの場合，患者があなたの善意を認識するのを促進する（第6章を参照）。

宿題

セッションとセッションの間に自己認識を深め，治療上の課題に取り組むよう患者に求めることで，治療者は患者が考え，積極的に治療に関わる必要

表 4-4　連続的に成立する治療同盟のさまざまな型

治療同盟の型	説明
契約同盟 （目標／役割）	**契約同盟**とは治療の枠組み（スケジュール，料金，守秘義務）の設定と，患者とセラピストの間で治療目標と，それらの目標を達成する上での互いの役割に関する合意を確立することを指したものである（本章の「治療の枠組みを作り上げる」という項を参照）。この同盟の型はすべての治療様式と関係したものであり，最初のセッションにおいて確立される可能性もあるが，確立されるまでに2〜3回のセッションを要する場合もある。
関係同盟 （情動的／共感的）	**関係同盟**とはセラピストが患者を好ましく理解できる人物であると認識すること，そして患者がセラピストを面倒見がよく，思いやりがあり，誠実で好ましい人物であると経験することを指したものである。この型の治療同盟は極めて短期間に生じる可能性があり，また治療開始後6カ月までには生じているべきである。もしこの同盟が持続するなら，それは修正体験となる。
作業同盟 （認知的／動機づけ的）	**作業同盟**が成立している場合，患者は信頼できる共同治療者となる。その場合，患者はセラピストによってなされた望まれざる，苦痛を引き起こすような観察を，善意に基づくものとして認識することができる。この型の治療同盟はゆっくりと進展し，とりわけ個人精神療法と関連したものである。成立の度合いはセッションによって異なり，また治療を始めてから1年以内に信頼できるような形で発現することはありそうにない。

があることを強調する。患者に対してセッション内で話した内容だけでは不十分であると告げるべきである——彼らは診察室を去った後にも，自らが抱えるさまざまな問題について注意を払い続ける必要があるのだ。あなたが彼らについて考えてきたことについて，あるいは以前のセッションについて言及することにより，このような治療プロセスを促進し，移行対象としてのあなたの役割を助長することができる。宿題はさまざまな形式で出すことが可能である。

　自伝を書く：これは患者の物語（narrative）を作り上げてく上でうってつけの方法ではあるが，患者は自伝を書くことに抵抗するか，あるいは書くのが難しいと感じるかもしれない。主要な出来事あるいは家系図を書くこと

からから始め，次にそれを具体的に肉づけしていくという作業を，立ち戻って行うよう患者に求め，自伝を書くのを簡略化するべきである。あなたが患者の生活図表（life chart）^{訳注2）}をすべて書き出すとしても，細かい具体的な問題について書き記す場合には，彼らに参加してもらえるよう要請すべきである。

最近生じた緊急事態について詳しく説明する：いわゆる**連鎖分析**（chain analysis）は，その内容あるいは得られた洞察がどのようなものであるかは全く別にして，重要な作業である。連鎖分析ではまずセッション内に行われる話し合いを通して，原因と結果を浮き彫りにする。次に緊急事態が起こるのに先立って，連続的に生じていた思考，感情，そして行為のプロセスが，たとえ認識はされていたとしても，どれほど妨げられてきた可能性があるかを，少しずつより詳細に明るみに出していくことになる。

構造化された記入用紙に書き込む：どのような型の自己評価（例えばパーソナリティ質問票，気分測定用紙，コンピュータを用いた自己評価テスト）であっても，この作業の中に含まれる可能性がある。安全計画を書き込む（第5章とビデオ5「危険防止を行う」を参照），あるいは薬物治療に応じて，治療の対象となる症状がどのように変動するかを図表化する（第6章とビデオ8「危険防止と薬物治療を行う」を参照）のは，よい宿題の与え方である。今後患者はスマートフォンあるいは他のモバイル機器のアプリケーションを用いて，自分の経験をそれが生じた時点において評価するようになるかもしれない。これらの評定はセラピストのもとへと自動的に送られるようになる可能性がある。

目標設定

当初の目標は短期的で実行可能なものとすべきである（例えばストレスの多い状況から離れること，支援を要請すること，睡眠を改善すること，自助グループに参加すること）。このような合意に基づくさまざまな目標は役立

訳注2）生活図表（life chart）とは，自分が日常生活で経験したエピソードを，その誘因となった出来事や，そのエピソードの結果どうなったかなどを含めて，経時的に図示したものである。

つものではあるが,危機的状況の最中にあって同一性の感覚がほとんどなく,失感情症を伴い,深い不信感を抱いているBPD患者は,これを有意義な形で行うことができないかもしれない。彼らにとっては目標を設定することそれ自体が目標であり,治療内において生じた進展である。

その他の介入

これまでに述べた介入のほかにも,以下の介入は治療同盟の確立を促進する。
- 患者が面接の約束をすっぽかした場合に,その理由を積極的に追求する,あるいは電話をかける(第8章の症例5「ローレンス」を参照)
- さまざまな状況に関する指導を行う(第2章「心理教育を行う」の項を参照)
- 患者が自分ではできないと言ったことについて,代わりに手配する(例えば栄養士との面接の予約を取る手助けをする)。これは慎重に行う必要がある(Gunderson 2007を参照)

よくある問題

セラピストを変更する場合

あなたが入院医療の責任者あるいはコンサルタントの役目を務めている際に,これまでなされてきた治療が無効あるいは有害であると判断しているにもかかわらず,治療者あるいは患者のいずれかがその判断に同意しない場合,問題が生じることになる。このような反発は治療が無効である,あるいは有害であるというあなたの判断が,セラピストに対する当てこすりであるであると受け取られたために生じた可能性がある(すなわちそれはあなたがセラピストの力量あるいは人格に対して攻撃を加えたと感じられるのである)。治療を変更した方がよいというあなたの提案について別の治療者と検討する際に,その提案を客観的なものにするための1つの方法は,主観的な苦悩,自傷,自殺傾向,そして救急診療部や病院施設の利用に関して,期待されるような改善がみられないという観点から説明することである(第2章の「基本的な治療アプローチ」という項目を参照)。ここで留意すべきは,治療者

の変更はよくあることであり,稀ではないということである。治療者(あるいは治療)の変更に対して抵抗しているのが患者のみである場合,これは提案された別離に対する反発を反映したものである可能性がある。このような場合,例えば3カ月後に前治療者とフォローアップミーティングをするよう患者に勧める,あるいは特定の変化(例えば切傷をやめる,有給で雇用される)が生じた時点で前の治療を再開するという計画を立ててもよい。前のセラピストに治療の変更をはっきりと支持してもらえるよう依頼する,あるいはもし必要とあれば,患者の求めに対応する範囲を今よりも狭めるよう,そのセラピストに促すだけで充分であることが多い。治療を変更することに対して治療者と患者の双方が抵抗を示す場合,あなたは自分の意見を文書化し,治療者に対してコンサルテーションを受けるか,継続的にスーパービジョンを受けるかのいずれかをするよう忠告するだけに甘んじなければならないかもしれない。

患者が治療の枠組みの受け入れを拒否する場合

初めのうち治療の枠組みは柔軟なものであるべきである(第2章の「基本的な治療アプローチ」という項,そして本章で先述した「治療の枠組みを設定する」を参照)。以下のような事項は,今後の治療がうまくいく可能性に対して大いにマイナスの影響を与えることになるような問題の典型的なものである。それはあなたが以前の治療者あるいは家族メンバーと話をする,さまざまな治療の目標について検討あるいは合意する,自殺の恐れがある場合には助けを求める,あるいは飲酒を止めるのを患者が拒絶する,といった問題である。それでもやはり,これらの問題は治療の障害物ではあるが,患者が治療同盟を作り上げたなら変化する可能性のあるものと見なすべきである。治療を一時中断すべきなのは,そのような抵抗は患者に対する安全対策,あるいは患者に対して助力を行うこととは相容れないとあなたが判断を下した場合のみである。それとは対照的に,患者が治療の枠組みを受け入れるのを,以下に挙げるような他のさまざまな理由で拒否するのは,BPDという疾患の治療と相容れないかも知れない。例えば持続的な薬物依存,面接をすっぽかすこと,治療費を支払わないこと,あるいは深刻な危機に陥っている患

者の場合には，何らかの理にかなった安全計画をとるのを拒絶することがそれに当たる（第5章の「よくある問題」という項目を参照）。

患者が治療者に親しみを感じたり，結びつきを感じたり，あるいは愛着を抱いたりするようにならない場合

治療者に対する患者の結びつきが乏しい場合，あなたは患者が防衛的である，あるいは広義の「他人からの支援を拒否する」という問題の一部であると判断するかもしれないが，それをたしなめてはならない。「結びついていない」状態が解離症状の一種である場合，心理教育を受けること，あるいは地に足をつけるための課題（grounding exercises）訳注3)を与えることが，患者にとって有効である可能性がある（「**これは極度のストレスによって生じた症状であり，多くの場合には断続的に出現します。あなたが安定した愛着を作り上げた時，この症状は消失するでしょう**」）。精神療法の中では，治療者と結びついていないという感情が，6～8セッションにわたり持続する場合，他の治療者に紹介を行うきっかけとなって然るべきである。その患者が結びつくことができるであろう治療者を探す手助けをすべきだが，患者があなたのもとに戻ってきても驚いてはならない。

自分の患者を好きになれない場合

自分の患者を好きになれないのは，患者の役に立とうとする上で深刻な障害となるだろう。しかしながら数回セッションを重ねた後に治療から手を引くのは，もしその患者があなたと同じように感じてはいない場合には難しいかもしれない。あなたが患者を嫌う理由が，治療を成り立ちにくくするようなものである場合（患者の衛生状態，拒否，無礼さ，あるいは沈黙）には，これについて検討を加え，患者にそれを改める機会を与えるべきである。もしその嫌悪感があなたの個人的な反感（例えば容姿，政治問題，依存性，敵意）に由来したものであるなら，それらは（「逆転移の問題」として）同僚

訳注3）地に足をつけるための課題（grounding exercises）とは，動揺した心を落ち着かせ，「地に足をつける」ために行われるさまざまな課題のこと。例えば深呼吸をすること，顔に水をかけること，一足一足を意識しながら歩くために，ゆっくりと散策することなどがそれに当たる。

あるいはセラピストと検討すべきである。もしあなたが自分を変えることによって，それらの問題に対応するだけの力量を持ち合わせていないなら，あなたは**自分**の力量に限界があるために，自分はその患者の治療をするのにふさわしい人物とは言えないと考えていること，また患者はもっと相性のよさそうな人物の治療を受けるべきであると，充分な謝罪の言葉とともに患者に告げることを検討すべきである。

長期間にわたりあなたが治療的対応をすることができない場合
　先に述べられた指針（「治療同盟の確立」という項目を参照）と同一の指針が適用される。治療者と何らかの治療的接触を行う計画を立てる場合，その計画立案に対して常にできる限り患者に関わらせるべきである。もしあなたの予定に支障を来たすことがないのなら，電話あるいは電子メールでいつでも対応できるように準備しておくのはよいことである。もし患者が望むなら治療者が対応できる範囲に関して取り決めをすべきである——たとえその患者が利用するとは限らないとしても（第8章の症例4「ローラ」を参照）。

第5章

自殺傾向と自殺目的ではない自傷に対応する

　繰り返される自殺行為，自殺の脅し，自殺衝動，あるいはそれらが起こりそうだと治療者が感じ取ることは，大半の場合には境界性パーソナリティ障害（BPD）という診断を下すことへとそのままつながるような，この診断にとって「特徴的な（signature）」症状である（表5-1を参照）。自殺を試みるBPD患者を受け持つことになるという危険性——より適切に言うならその可能性——は，こうした症例の多くを引き受ける際につきものである。BPDが持つこのような側面は，自分の力量に関するこの上ない不安と，法的責任を負うことに対するこの上ない恐れを治療者に引き起こすことになる。しばしば自殺念慮や自己破壊的行為は繰り返し生じるが，臨床家はこれが行動上の改善が最初に認められる領域の1つである場合が多いことをよく理解しておくべきである。第2章の表2-1（「GPMの基本的指針」）に記載されているように，通常の場合これはあなた（あるいは誰か）が自分の面倒を見てくれる，あるいは役立ちそうな治療に自分が取り組んでいると患者が考えていることを示している。これもまたすでに記載されている（第2章の「基本的な治療アプローチ」「変化はどのようにして生じるか」という項目，第4章の「治療の進展を評価する」という項目を参照。また第8章の症例4「ローラ」も参照）ように，この領域の症状が改善されない場合，その治療が有用かどうかは疑問視したほうがよい。

　治療者の負担感と法的責任を問われる危険性，患者の経過，そしてこうした症状に関連して費やされる医療費はすべて，自己を危険にさらすような行動がどのように取り扱われるかと密接に関連している。表5-2は法的責任を問われる懸念について具体的に説明している——そのような懸念は，もし

表 5-1　境界性パーソナリティ障害の「行動の特徴」—自殺傾向と自傷

- 自殺の危険性は著しい――自殺率の推定値は 3％から 10％までさまざまである。
- この割合は若年女性層においてとりわけ高い。
- 約 75％の患者が自傷行為を行う。その 90％は自傷を繰り返す。
- 自傷行為は自殺の危険性を 15 ～ 30 倍高める。
- 自殺行動は両価的である（例えばもし救出されるなら，生きることを望む。もし救出されないなら，死ぬ方を選ぶ）。
- 平均的な自殺企図の回数は 3 回である。
- 自殺企図 23 回に 1 回の割合で自殺が生じる。
- 自殺行動や自傷行為がなされるのに先立って対人関係上のストレス，物質乱用，そして抑うつの増悪が生じていることが多い。
- 外来治療は自殺や自傷行為の危険性を著しく減少させる。

出典：Links and Kolla 2005; Stanley et al. 2001; Yen et al. 2004, 2005, 2009.

表 5-2　BPD 患者が自己を危険にさらすような行動を行うのを治療する際に法的責任を問われる懸念

- 法的責任を問われる危険性は，他のほとんどの精神疾患に罹患している患者よりも高いが，依然として低い（＜ 1％）し，熟達した臨床家の間では取るに足らない値となる。
- 法的責任を問われるのは，主として治療者の逆転移の現れに由来したものである――対応可能とする範囲を広げすぎてしまったこと，患者に対して懲罰的な敵意を抱いたこと，患者と個人的な関わりを持ったこと，あるいは自分が全知・全能であるという幻想を抱いたことである。
- あなたの患者について同僚と検討すること，コンサルタントを利用すること，あるいは治療の分担を行うことによって，法的責任を問われる可能性を最小限にとどめることができる。

あなたが自分の患者の安全について，あるいは他の治療上の問題について他の人々と検討しているなら，本当にわずかなものである。

自己を危険にさらすような行動が今にも起こりそうな場合

ビデオ5「危険防止を行う」を参照
第2章の「基本的な治療アプローチ」という項目も参照

「大半の場合，自殺傾向や自己を危険にさらすような行動は，対人関係のストレスに対する反応として生じます[注1]。私は，あなたがこれらの状況に適切に対応するための手助けをすることができます。しかしこうした状況が生じる原因を減らすために，我々はあなたがよりよい社会的支援のネットワーク——あなたがそれらの状況に対応する上で力になってくれる人々——を得るための手助けをする必要があるのです。」

　このような場合の一般的な指針は以下のようなものである。すなわち**臨床家は，たとえ患者が自己を危険にさらすような行動をすると遠回しに伝えてきた場合であっても，そのような行動が生じる危険があることを常に気にかけながら対応すべきである。しかしながらその患者の実際の危険性がどの程度のものであるかについて評価するのを欠かすことはできない。**この指針から引き出される結論は，以下の項目の中で説明する。

自殺傾向と危険性について評価する

　心配していることをはっきりと患者に伝えながらも，他方で現実の危険性がどの程度であるかについて注意深く臨床的な判断を下す責務を棚上げにするべきではない。この中には最近生じた（治療の集中度が減ったことを含む）さまざまな喪失体験，抑うつあるいは物質使用の増悪について評価することが含まれる（図5-1を参照）。

　最も重要な事項は，本当に自殺したいという意図を，本当に自殺したいわけではないものと区別することである。自傷を行うのは，自殺目的であると見なされることが非常に多い。しかし多くの場合，これは自己を鎮めるような，あるいは自分に懲罰を与えるような意図的な行為であるか，あるいは他人の助けを求める叫びなのである。現実の危険性は低い，あるいはその患者の意図が操作的なもの（「助けを求めている」あるいは周囲の人々の罪悪感をかき立てたいという願望に基づいたもの）であると判断できれば，入院さ

注1）すなわちこれは患者が他人から拒絶されたと認識したこと，そして孤独になることに対する恐れである。図2-1を参照。

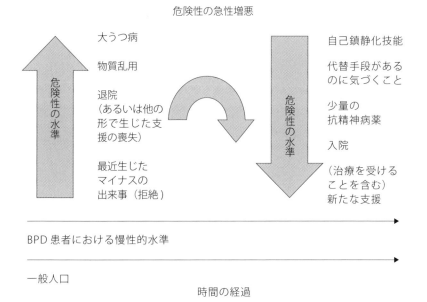

図 5-1 慢性的に自殺の危険性が存在する中で生じる急性増悪

BPD 患者の場合，慢性的に自殺の危険性が存在する中で生じる危険性のレベルの急性増悪（曲った矢印）は，一般集団に比べて変化の度合いがより急激である可能性がある。またこれは自殺の危険性の急性増悪を引き起こす（上向きの矢印）可能性があるいくつかの要因と，抑制する（下向きの矢印）かもしれないいくつかの要因によって影響を受けることになる。

出典　Gunderson JG and Links P「境界性パーソナリティ障害：クリニカル・ガイド（第2版）」，ワシントン DC，米国精神医学会出版局，2008 を改変。許可を得て使用。

せる頻度を減らし，患者が二次的疾病利得を得るのに対して歯止めをかけることが可能になる。しかしながら，臨床家がそのような判断を敵意に満ちた態度，あるいは見下げるような態度で伝えるなら，自殺傾向や自傷行為が，今度はより危険性が高まった形で再発する可能性が高くなる。そうした危険性を大げさに捉える臨床家は，自殺することに関する評価を，儀式めいた形で過剰に行いたがるかもしれない。それは患者が自殺するという脅しを，他人からの助けを求める目的で用いるのを強化する可能性がある。この問題が生じるのを避けるために，臨床家と患者は，死に至ることがないような自傷

行動を,「本当に」自殺したいという意思を持つことから区別する必要があることについて話し合うべきである。

　1つの有益な策は,自分の精神的苦痛の度合いと自殺の危険性について評価するための,自分なりの方法を作り上げるよう,患者に要請することである。またこの評価尺度では,患者が把握した自傷行為の危険性の度合いを,安全な程度から危険な程度に至るまで継続的に連絡を取るのにふさわしい人物を特定しておくべきである。これは患者が必要としていることを,彼らの支援ネットワークを構成している人々に対して,よりよく伝えるための手段となる。臨床家は評価尺度を作り上げる手助けをし,その後患者が自分自身をよりよく理解できるようになるのに連れて,引き続きその評価尺度を改訂あるいは拡張していくべきである。持ち前の二分法的な全か無かという考え方を乗り越えて,このような実践を行うことにより,「まず考えてから行動に移す」という指針が強化される(第2章の「『まず考えてから』行動できるようになること」の項を参照)。

適切なケアのレベルを選択する

　危険性の評価に基づいて,適切なケアのレベル(図5-2,第8章の症例4「ローラ」も参照)を選択することになる。外来診療という低いレベルのケアを用いることの潜在的な危険性と,より高いレベルのケアを用いることの潜在的な有害性とを,評価臨床医が注意深く比較検討した結果,幸いなことにほとんどのBPD患者に対応するためには外来診療を用いれば充分であることがわかっている。残念ながら臨床家たちは自分自身の不安を減らすために,ついついより高いレベルのケアを用いようとすることが多い。それに加えて多くの医療システムにおいては,集中度の高い外来治療あるいは居住施設を用いるようなレベルのケアを提供することができない。その結果,臨床家たちは自己を危険にさらすような患者の行動に対して適切に対応しようとする際に,嫌でも病院を利用せざるを得ないということになる。

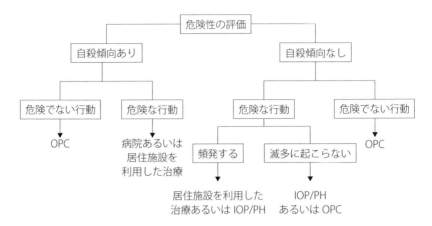

図5-2　自己を危険にさらすような行動に対応してケアのレベルを選択するためのアルゴリズム

ケアのレベル：
1．OPC＝外来クリニック／診療所で行う治療
2．IOP/PH＝集中度の高い（週に3時間以上）外来治療／部分入院（週に10時間以上）
3．居住施設＝構造化された居住環境（例えば社会復帰訓練所）
4．病院

あなたがどれくらい役に立ちそうかを告げるよう患者に依頼する

第2章の「基本的な治療アプローチ」、とりわけ「積極的に関わり、後手に回らないように」と「変化が求められていると告げる」の項を参照

　あなたがどれほど役に立てるか告げて欲しいと患者に頼むのは、患者が自分自身のために積極的になる必要があるのを明確化（治療を行う主体は自分であるという意識や、自分で考えることの必要性を強化）することになる。またそれは自殺や自傷行為をするという脅しを、患者が逃避や回避をしようとするための、あるいは自分が負うべき責任を他人に担わせようとするための手段として用いるのを阻止することになる。この要請を患者が歓迎するだろうと期待してはならない。彼らはそうするのを拒否したり、意味をなすような形で答えることができなかったりするかもしれない。それでかまわない。ただ患者の情報提供がなかったことにより、あなたが彼らの役に立つための能力が損なわれたことを記憶に止めておくだけの話である。

あなたの限界を明確にする

あなたは全知全能というわけではないし，千里眼を持っているわけでもない。第4章に記したように（「セッション間の対応可能性」の項を参照），患者の安全が確保されるかどうかが，あなたが対応できるかどうかによって左右されるのは現実的とは言えない。患者が話さぬ限り，自殺傾向あるいは自傷行為についてあなたが気づくと期待することはできないと患者に伝えるべきである。あなたが気づいている場合ですら，患者を止める手助けはできないかもしれない。またそれらの行動がすでに生じていた場合，あなたはそうした行動がもたらす悪影響を癒すことはできないかもしれない。「それで，あなたが何の役に立ったというんです？」というのが患者の答であるかもしれない。あなたの限界について率直に謝罪すべきである。

同僚を巻き込むこと

同僚を治療に巻き込むのは極めて重要である！　自己を危険にさらすような患者の行動を評価し，適切に対応するのはストレスの多い困難な作業である。これらの問題について同僚と検討を行うことにより，あなたの負担を和らげ，法的責任を問われる可能性を最小限にし，有害な応対をしてしまう危険性を減らすべきである。

自己を危険にさらすような行動をした後の対応

自傷行為あるいは失敗に終わった自殺企図の場合

自己を危険にさらすような行動を引き起こした一連の出来事や感情を詳細に明らかにすること：何もありませんでした（すなわちストレスの多い出来事が生じることなしに気分が変化した）という答を受け入れないようにすべきである。それは気分障害の患者には当てはまるかもしれないが，BPDの患者には当てはまらない。患者が自分から拒絶や孤独について報告しない場合には，彼らの対人関係の中——とりわけあなた，あるいは他の治療者との関係——において，そのような出来事が生じなかったかどうかについて積極的に尋ねるべきである。こうした出来事について詳細に書き出すよう患者に

促すのは，このプロセスを始める上で役立つ。このような再検討を行うのは，こうした行動について患者が理解し（自己認識を高め，他人が自分に衝撃を与えるという事実を受け入れる），治療を行う主体は自分であるという意識を育て，再発を防ぐ上で極めて重要である。こうした企てを行った後には，この事件から学んだことに基づいて，その患者専用の安全計画を再検討し修正すべきである。

　自己を危険にさらすような行動を誘発する対人関係状況と，それを和らげるような対人関係状況の双方を積極的に明確にすること：直接の引き金となるような出来事は，多くの場合には拒絶されたという経験，孤独で「悪い子（bad）」であるという経験と関連したものである。それを和らげるのは，面倒をみてもらっている（「抱えられている（held）」）という非特異的な経験あるいは感覚と関連したものである（第2章の図2-1を参照）。自己を危険にさらすような行動は，あなたが患者に対して明確化を行うこと，質問すること，あるいは解釈を行うことを通して穏やかな形で減少する可能性がある。自分が対人関係に対して過敏であることがもつ重要な意味を受け入れるのは，患者にとって極めて有益である。あなた（あるいは他の誰か）が，彼らのこうした特徴を理解できるという事実は，彼らが孤独であり「悪い子」であると感じる度合いを和らげる上で役立つ。

　今後の安全性の問題について先取りして対応する：今後の安全性の問題を見据え，再発を防ぐために別の行動あるいは別の方法に関する安全計画を作り上げる。自傷行動あるいは自殺行動が繰り返されてきた場合，あるいは助けを求めるための手段として用いられてきた場合には，定期的な面接の中で検討すべきである。検討すべき事項の中には，そうした行動があなたに与える影響に関するものが含まれている（例えば「それは私にとって心配の種でした」「なかなか寝つけませんでした」「治療に失敗してしまったのかと思いました」）。あなたが対応できる可能性を当てにするのは現実的でないのを明らかにし，代わりの手段を作り上げるべきである（例えば気晴らし，仲間を探すこと，緊急電話サービス）。その上で，以下のような計画を作り上げることに対して，患者を積極的に関わらせるべきである。それは危険性の度合いが（例えば自己を危険にさらすような行動をしたいという衝動から，する

ための計画を立てることへと）エスカレートした場合，それに即した一連の対策（例えば瞑想することから救急車を呼ぶことまで）を行うことにより，適切に対処するための計画である（付録C「安全対策：一例」とビデオ5「危険防止を行う」を参照）。

自殺既遂の場合

BPD患者によってなされた自殺既遂は，それを防ぐことができたかどうかに関する問いかけ（もし～だったらどうだっただろうか，あの時ああしておけば…）を引き起こすのが常である。これらの問いかけは，BPD患者が行う企ての背後にある両価性を反映したものである。通常こうした企ては，それを他人が防げたかもしれないような状況においてなされる。誰かが彼らを救うためにそこにいてくれさえしたなら，彼らの人生は生きるに値するようなものとなっていたであろう，というわけである。

情報を提供し，文書に記録する：当局（病院，警察）に情報を提供し，あなたがその患者と行った直近のやり取りを文書に記録するべきである。

あなたの応対について同僚，友人，その他の人々と検討する：排他的な対人関係を持ち合わせているのでない限り，患者の生活は極めて危険であるのをわきまえておくのが，極めて有益であることが多い。

家族に情報を提供し，慰めの言葉を与え，話し合いを奨励する：家族と話をするのは，あなた自身にわだかまりがあるせいで難しいのが常であるが，家族メンバーにとっては極めて重要である。

このような事態は，あなたの職域にはつきものであることを肝に銘じておく：自殺してしまうかもしれない患者に関する責任を負うのは，あなたが受けた職業訓練の基本であったことを自分に言い聞かせるべきである。

寛大であるように，しかし経験から学ぶように：こうした事態の全体像を把握し，そこから学ぶ（「～することもできたのに」や「～するべきであったのに」といったことについて検討する）プロセスを促進するために，「事後検討」カンファレンスを行うべきである。

よくある問題

あなたの患者の自殺傾向が減っていかない場合

　もし患者の自殺行為が頻繁に繰り返される（例えば3カ月に1回以上），あるいは自殺傾向が持続する（例えば治療開始後6カ月を過ぎても改善しない）なら，治療が役立っているかどうかを，患者に率直に尋ねるべきである。また他の面に関する病状の改善が明らかでない限り，さまざまな様式を用いた集中度のより高い治療を行うよう強く求めるか，その患者をBPDに対する特異的な治療あるいは臨床サービスに紹介するべきである。もし患者がそのような治療への参加を拒否する場合には，（あなたのために）コンサルテーションを受けるべきである。いずれにしても，あなたが患者の自殺傾向を知らぬ間に強化してしまう（例えば危機的状況が生じている間は，患者に対してより気遣いをする），それどころか刺激してしまう（例えば愛情に満ちた世話をしすぎる，あるいはよそよそしすぎる）恐れがあるような，さまざまな道筋を探求しておくべきである。弁証法的行動療法のセラピストは，弁証法的行動療法を受けるための条件として「自殺を考慮から外す」（すなわちその選択肢を実行に移すのを数週間あるいは数カ月間にわたり保留しておく）よう患者に求めることがある。これはあなたが際立った「何か」を提供していると患者が信じている，あるいは患者が同じくらい有効な治療の選択肢を他に持ち合わせていないために，あなたから治療を受けることに重きを置く患者に対しては，極めて有効である可能性がある。

自殺傾向があるため入院したいと患者が要求しているにもかかわらず，あなたは患者が自殺をするとは思わない場合

　患者が「身の安全に気をつける」という約束をしようとしないのに，入院したいという患者の希望を拒否するなら，患者が自殺してしまう恐れのあるような出来事が生じる危険性は増大する。他方であなたは入院が不適応的なパターンを強化してしまうだろう，そして病院の中にいるあなたの同僚を苛立たせることになるかもしれないと考える。（自己を危険にさらすような行

動に対して投薬治療を受けることを強く要求する患者を取り巻いているのも，これと全く同じジレンマである。第6章の「よくある問題」という項目を参照)。患者に対して以下のように告げるべきである。

「あなたを入院させたところで，役には立たないだろうという懸念を抱いてはいるものの，私は入院させるのにやぶさかではありません。あなたを入院させようと思うのは，もしそうしなければ自殺傾向がより強まるのではないかと恐れるからです。この認識でよろしいですね。もし別の選択肢を見つけることができれば，お互いにとってよりよいことでしょう。」

この「偽の服従」は入院することから「魔法」を取り除く。そして自分はなぜ病院にいる方を好むのかについて——すなわちそれはあなたが本当に心配してくれている（患者を「承認してくれている」）ことを意味するから，あるいは自らは責任を負うことなく，他人から世話をしてもらうことを切望しているからであるということについて——検討するよう患者に求める。患者とこのような検討を行うのは，そうしておかない限り当然あなたの判断に対して批判的になるであろう，救急診療部あるいは病院スタッフの非難を和らげる上でも役立つ。

危険な自殺行動あるいは自傷行動を行っている患者が，重要な人物にあなたが連絡するのを許可しない場合

最近ずっと自殺傾向がみられる一方で，患者が自殺する意図を否定することがある。そのような場合ですら，あなたは臨床的に必要な電話をかける法的権利がある。患者の行動が自らに深刻な危険を引き起こすようなものである場合，あるいは自己を危険にさらすような行動が，患者にとって重要な人物（例えばセラピスト，家族，配偶者，同居人）との間で生じた対人関係上のストレスと関連したものである場合には，治療者がこれらの人々と連絡を取ると強く主張しないのは重大な誤りである。患者が自殺行動により入院した場合，病院スタッフは患者にとって重要な人物と連絡を取る責任がある。もう自殺する恐れなどないという患者の主張は，たとえそれが本当であった

としても，自殺行動が再発する危険性は依然として高いという臨床家の認識より重視されるべきではない。自殺行動の危険性が深刻なものでなかった場合でさえ，患者にとって重要な人物と治療者が連絡を取ることは，自殺防止と適切なアフターケアを行う上での大切な要素である。

　BPD 患者が行う自殺行動あるいは自傷行動の大半は，対人関係上のストレスに関連して生じる。患者にこのような反応を引き起こしてきた人々を治療に関わらせるのは，自傷や自殺行動について，患者ととことん話し合うのを容易にするであろうし，心理教育を行うことにより，それらの人物が治療の協力者となるのを促進するであろう。こうした人物に関わってもうらうのを，BPD 患者が許可しないことに，臨床家が快く賛同するのは危険である。ことに，治療の蚊帳の外に置かれた人物と患者が同居している場合，あるいはその人物に経済的に依存している場合に最も危険は大きい。これらの人物を治療に関わらせることができないと，患者があなたを救済者として理想化するか，あなたのことを隙のある人間（weak link）である——これらの人物の承認を必要としており，彼らの怒りを買うのを回避している——とみなして拒絶する，という結果を引き起こすことになる。

患者が自殺を「考慮から外す」のに同意しようとしない場合

　一部のごく少数の BPD 患者の場合，臨床家は彼らが自殺してしまうかもしれないという可能性を受け入れる必要がある。それらの患者にとって，自殺という選択肢は欠かすことができないものなのである。すなわち彼らは自分にとって必要な，自己をコントロールしているという感覚を保ち続けるのであり，あるいは自分の将来があまりにも希望がないように思われるため，この選択肢をあきらめることができないのである（Maltsberger ら，2011）。そのような患者の治療を行うことを選んだ臨床家は，患者が自殺した場合でも法的責任を問われないようにする必要がある（表 5-2 を参照）。この中には 2 つの予防策が含まれる。1 つは患者が自殺する恐れがあることについて，患者にとって重要な人物が理解し，受け入れることができるようにするための手段を講じること。もう 1 つは他に安全な治療の選択肢はないと請け合ってくれるような，別の精神科医のコンサルテーションを受けることである。

患者が自傷行動を減らすことに同意しない場合

　自傷行動が患者の健康を危険にさらす場合には，法的責任を問われる可能性（表5-2を参照）について警戒するのは当然である。大抵の場合，BPD患者の自傷行動は差し迫った，あるいは深刻な健康問題を伴うものではないし，治療の主目標とする必要はない。臨床家はそのような自傷行動が，患者にとって持つ有益な機能を正しく理解する方法を身につけることが可能である。このような理解がなされることにより，患者が自傷などの行動を止めると決心する上で役立つ，さまざまな方法が生み出されることになる。例えば，もし自傷が恥の意識に基づいてなされているのなら，その原因を明らかにする。もし自傷が自己嫌悪（「〈悪い子〉であること（badness）」）に基づいてなされているのなら，患者が自分の怒りあるいは敵意を明らかにし受け入れる手助けをする。そしてもし自傷が拒絶されることに対する恐れによって生み出されているなら，それを臨床家に汲み取ってもらうことにより患者の恐れは減少するのである。

第6章

薬物療法と併存症

一般的指針

積極的に，後手に回らぬように

ビデオ1「心理教育」
ビデオ3「治療同盟の確立」を参照
第2章の「基本的な治療アプローチ」も参照すること

　程よい薬物治療は，BPD患者にとって重要な「抱える」（包容する）機能をもたらす。以下で説明するようなさまざまな治療は，処方された薬物よりも，患者と処方者との関係の方が重要である可能性があるという基本的指針を反映したものである。

- 患者が薬物治療を要求しているが，苦悩の程度が重篤ではない場合には，その要求を進んで受け入れはするものの，用心深く行うべきであり，選択的セロトニン再取り込み阻害薬（SSRIs；これらは穏やかな効果を示し，治療同盟を確立する上で役立つ可能性がある）を用いる。
- 苦悩の程度が重篤であるにもかかわらず，患者が薬物治療を望まない場合，もし薬物を用いた方が苦悩は和らぐとあなたが考えるなら，服薬を促すべきである。しかし無理強いしてはならない。
- もし患者が薬物治療に反応しないなら，その薬剤を徐々に止めていき，その後に初めて別の薬剤を投薬し始めるという方針を固めること（重篤である場合には漸減漸増［1つの薬剤の投与量を漸減しつつ，同時にも

う 1 つの薬剤の投与量を漸増すること〕を行うべきである）。
- 苦悩の程度が非常に強い患者は，自己慰撫（self-soothing）について学ぶ必要がある。新たな薬剤の投与を開始した場合，それがプラセボ効果を示すこともあるかもしれない。そのような場合を除けば，得てして予想される効果がほんの少し得られるにすぎないということになりがちである。

二分法的な態度を取るのを避けること

二分法的な態度——すなわち薬物治療は役立つか役立たないかのいずれかであり，有害であるか有害でないかのいずれかであるという主張——を取るのは避けるべきである。患者に対して効果は明確とは言えないこと，慎重に判断するよう告げ，薬物治療に対して控え目な希望を与えるよう心がけ，患者に考える（前頭葉の活動を高める）よう促すべきである。

治療同盟を作り上げる

ビデオ7「薬物治療を行う」
ビデオ8「危険防止と薬物治療を行う」を参照
第3章も参照すること

　「この薬が役に立つかどうかわからないこと，そして薬の効果を評価する際にあなたの助けが必要となることを承知の上で，この薬を試してもらいたいのです。この薬についてできる限り学び，薬が変化させようとしている症状に関して改善がみられるかどうかを観察するのは，あなたにとって役立つことでしょう。試してみますか？」

心理教育を実施する

ビデオ1「心理教育」を参照
第3章の「診断の開示」という項目も参照すること

薬物治療について控え目な希望を告げるようにすること。薬物治療は補助

表 6-1　境界性パーソナリティ障害（BPD）に対する薬物療法の現状

- 約 30 のランダム化比較試験が行われている（向精神薬＞抗うつ薬＞気分安定薬＞その他）。その大半はサンプル数が少なく（平均的サンプル数は約 40），転帰の評価尺度はさまざまであり，期間の限定されたものであった。
- どの患者に対しても有効であるような，あるいは劇的に有効であるような薬剤は存在しない。
- BPD に対する有効な治療として，FDA（アメリカ食品医薬品局）から認可を受けた薬剤は存在しない。
- 製薬会社の委託研究の数は，薬物治療を受けた患者，あるいは受けない患者が，暴力行為あるいは自殺行為を行うこと（双方ともに法的責任を問われる可能性がある）を過剰に恐れたために，わずかなものにとどまっている。
- 多剤併用はさまざまな副作用と関連している。また多剤併用により効果があがるかどうかは証明されていない。
- 症状の改善は，服用した薬剤の数と反比例して生じる。
- 対人関係に対して薬剤が与える効果に対しては，これまでほとんど注目されてこなかった。

的なものであることを強調すべきである。境界性パーソナリティ障害(BPD)の薬物療法に関するわれわれの知識には深刻な限界があることについて，隠し立てをしないようにすること（表 6‐1 を参照）。

心配しつつ関心を寄せること

患者の主観的苦悩を十分理解する――過小評価しないように。セッション間に患者からなされる質問に対応できるようにしておくことが役立つ。

患者の協力が必要とされるのを強調すること

薬物治療の目標（標的）を明らかにするために，効果を評価するために，そして副作用に気づくために，患者の協力が必要である。薬物治療について読んだり学んだりするよう，そして治療の標的となる症状が変化しているかどうかについて積極的に監視するよう患者に勧める（ビデオ 8「危険防止と薬物治療を行う」を参照）。これは患者に考えるよう促し，自らが治療の主体であるという意識を促進することになる。

否定的な態度を見過ごすことがないように

患者の，①処方医に対する否定的態度（例えば「先生は私を 1 人の人間としてではなく，1 つの診断名としてみていますよね」「先生は私の言ってい

ることを無視していますね」など），あるいは，②薬剤の危険性に対する否定的態度（例えば「自分を見失ってしまう」「ゾンビになってしまう」など）に対処する。どうしてそのような態度を示しているかに興味を示すと同時に，患者に安心感を与えるような言葉かけをするという対応をすべきである。

薬剤の選択

図6-1は薬剤を選択するためのアルゴリズムである。どの薬剤を与えるかは患者の意欲，症状の重篤さや種類，そして現在処方されている薬剤がどのようなものであるかによって決まる。異なったカテゴリーに属する薬剤や，異なった種類の薬剤が持つ相対的なメリット（表6-2を参照）について話し合うための準備をしておくこと。ただし薬剤は怒りや攻撃性を減らす上では役立つかもしれないが，抑うつあるいは自傷に対しては総じて限られた効果しか示さないことに留意すべきである。

- SSRIs：不明確な，あるいはわずかな効果しか示さないが，副作用が生じることは稀であり，安全な薬物である。主として共発生している（co-occurring）本物の大うつ病性障害に対して有効である。
- 三環系抗うつ薬（TCAs）：不明確な，あるいはわずかな効果を示す。中等度の副作用を示し，遅効性である。常用量を用いるべきであるが，これらの薬剤には致死性があることを考慮して慎重に投与すべきである。
- 気分安定薬：抑うつ気分，怒り，そして衝動性に対して役立つ可能性があるが，感情不安定性に対してはわずかな効果しか示さない。感情不安定性に対しては精神療法の方が有効であることを患者に理解してもらうべきである。気分安定薬（リチウムとバルプロ酸）は性欲と，もし患者が妊娠している場合には胎児の健康に悪影響を与える可能性がある。トピラマートとラモトリギンはリチウムよりも安全である。（双極性障害に対する）常用量を用いるべきである。
- 抗精神病薬：怒りと衝動のコントロールに対しては有効であるが，鎮静

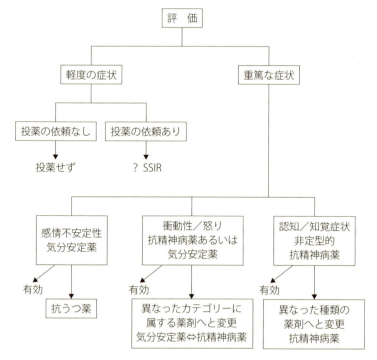

図6-1 境界性パーソナリティ障害に対する薬剤選択のためのアルゴリズム

以下の3項目について評価すること
1．患者の意欲
2．症状の重篤さと種類：不安／抑うつ／感情不安定性，衝動性／怒り，認知／知覚症状
3．現在処方されている薬剤

もし患者の苦悩の程度が重篤であるか，処方を変更することにこだわる場合には，以下のように薬剤の選択を進めていく。
1．感情不安定性，不安／抑うつを示す場合—気分安定薬（例えばトピラマートまたはラモトリジン）で治療を開始し，効果がみられない場合には抗うつ薬（例えばSSRI）へと変更する。
2．衝動性／怒りを示す場合—抗精神病薬（例えばアリピプラゾールまたはジプラシドン）あるいは気分安定薬で治療を開始し，効果がみられない場合には他のカテゴリーに属する薬剤へと変更する。
3．認知／知覚症状を示す場合—抗精神病薬で治療を開始し，効果がみられない場合には他の種類の抗精神病薬へと変更する。

　　　　　　　　　　作用が生じる可能性があり，体重増加を避けるためには自制力が必要である。定型的および非定型的抗精神病薬は類似した効果を示す。非定型

表 6-2 治療の対象とする症状と薬剤の種類

	気分不安定性	抑うつ	不安	怒り	衝動性	認知／知覚症状
選択的セロトニン再取り込み阻害薬（SSRI）	?	＋	?	?	＋	－
三環系抗うつ薬	－	－	－	＋	?	－
気分安定薬	＋	?／＋	?	＋＋	＋＋	－
抗精神病薬	＋	?	＋	＋	＋	＋＋
抗不安薬	?	－	?	－	－	?

注：＋＋＝有効，＋＝多少有効，?＝効果不明，－＝効果なし
出典 Mercerら, 2009; Silk and Faurino 2012 を改変

的抗精神病薬の中でも，アリピプラゾールとジプラシドンはオランザピンやクエチアピンに比べて体重増加を来しにくい。低用量から開始し，少しずつ増量していく。症状が安定した後（多くの場合には2～4週間後）に薬を漸減し，断薬していくよう促すべきである。

- **抗不安薬**：不安を和らげることができる。しかしこれらの薬剤は鎮静作用が生じたり，仕事や対人関係にマイナスの影響を与える可能性がある激昂した行動を誘発したり，嗜癖を引き起こしたりする（すなわちBPD患者は，抗不安薬を慢性的に用いた後に，その薬剤を中止するのが極めて困難である）可能性がある。これらの薬剤は，危機的状況に対応する際に時おり用いるのみに止めるべきである。

併存症

ビデオ3「治療同盟の確立」を参照

ほとんどの場合，BPDはいくつかの他の精神疾患と共発生（co-occurs）する（表6-3を参照）。概して現代の精神科医は，精神科の薬物療法家という役割の中ではたやすく仕事ができるし有能であるが，心理社会的介入を行うのはそれほど得意ではないし，充分な訓練を受けているわけでもない。したがって多くの場合，精神科医はBPDの精神病理に対して関心をさして，あるいは全く払わないということになる。この手引き書はこうしたトレーニ

ングという問題に取り組んだものである。BPD患者に対して責任を負うすべての専門家は，治療者としての役割を担う上での基礎的能力を身につけておく——その役割をたやすく担うことができるし有能である——べきである。すなわち「程よい（good enough）」治療者としての役割である。基礎的能力の中には，どのような場合にBPDが優先されるべきであるかについてわきまえていることが含まれている。

治療の主目標とすべき診断を選択する

BPDという診断が下されたなら，臨床家はただちにその患者が罹患しているいくつかの障害のうち，どれを治療の主目標とすべきかよく考える必要がある。表6-3は，科学的エビデンスに基づいた指針について説明したものであるが，率直に言ってそのエビデンスは未だ脆弱と言わざるを得ない（J.G. Gunderson, R.L. Stout, M.T. Sheaら，「境界性パーソナリティ障害と気分障害の10年以上にわたる相互作用」2014; Keuroghlianら，2013）。以下に得られた結論をいくつかいつまんで記載しておく。

- BPDと併存している障害があるために，患者の治療への関わりや，（社会的・認知的）能動的学習が不可能になる場合（例えば物質乱用，躁病，複雑性PTSD），あるいは治療への動機づけが欠けている場合（例えば反社会性パーソナリティ障害，拒食症）には，併存している障害の方を主な治療目標とすべきである。注目に値するのは，これらの障害の中でもっぱら薬物療法的介入を必要とするのは躁病のみであるということである。
- 共発生している（co-occurring）障害が寛解しそうにない場合，あるいはBPDが寛解しない限り再発しそうな場合（例えば大うつ病性障害，パニック障害，寛解状態にある双極Ⅰ型およびⅡ型障害，過食症）には，BPDを主な治療目標とすべきである。BPDを主な治療目標とするのは，共発生している他の障害にふさわしい薬剤を試すのを妨げるものではないということは，繰り返し述べておくに値する（第8章の症例1「ロジャー」を参照）。

第6章 薬物療法と併存症　79

表6-3 境界性パーソナリティ障害（BPD）の併存症：どちらの障害が一次的か

併存している障害	BPDに併存している割合(%)	BPDが併存している割合(%)	BPDは一次的か？	その理由
大うつ病性障害	50%	15%	その通り	BPDが寛解するなら寛解する
双極性障害 躁病的	15%	15%	違う	BPDに対する治療を用いることはできない
躁病的でない			その通り	もしBPDが寛解するなら再発が減少する
双極II型障害			その通り	BPDが寛解するなら寛解する
パニック障害	50%	7%	その通り	BPDが寛解するなら寛解する
心的外傷後ストレス障害	30%	8%	違う	警戒心が強すぎて愛着を形成することがないノ脅かされていると感じる
早期発症型（複雑性）			？	BPDに対する治療を用いることが可能？
成人発症型			違う	物質の使用を3～6カ月間断つことでBPDに対する治療が可能になる
物質使用障害	35%	10%	？	二次的疾病利得に対する治療？
反社会性パーソナリティ障害	25%	25%	その通り	NPDはBPDの治療に対する反応を低下させるが，もしBPDが改善するならNPDも改善する
自己愛性パーソナリティ障害（NPD）	15%	25%		
摂食障害				
拒食症	20%	20%	違う	BPDに対する治療を用いることはできない
過食症			？	身体の健康が安定化する？

併存症に関するより詳しい説明に関しては，第3章を参照すること。

よくある問題

効果が明らかでない，あるいは効果がみられないにもかかわらず，薬物治療を中止することに患者がためらう場合

BPD 患者と治療者は薬剤に対して異なった判断を下すことが多い（Cowdry と Gardner 1988 を参照）。治療者の判断は一貫して確固たるものであるべきだが，当然のことながら危険な副作用がみられない限り，薬物治療を継続したいという患者のこだわりには従うべきである。また効果が明らかでない薬剤は少しずつ減量していき，もし効果が明らかになっている薬剤があるなら，再び用いてみるというのがあなたの常々の治療方針であることに言及しておく。

急性不穏状態にある，あるいは自傷行為を行う可能性がある患者に対する薬剤の使用

治療者は患者が過量服薬するのではないか，あるいは服薬を遵守しないのではないかという懸念を抱くために，急性不穏状態にある，あるいは自殺傾向を有する可能性がある患者に薬剤を投与することに対してとりわけ消極的である。意図的な自傷行為あるいは自殺傾向を減少させる上で，薬剤が有効であるとする実証的裏づけは全く得られていないが，薬剤を処方することには「転移を生じさせやすくする上での（transferential）」メリットがあるかもしれない。緊急時に薬剤投与の短期的効果が示されたことはこれまでもなかったし，これからもありそうにない。

このような患者に対して処方を行うより先に，可能であればいつでも，まずその患者を担当している他の治療者や配偶者あるいは家族を，薬物治療に替わる介入を模索するため，そして彼らからの支援を得るために治療に参加させるべきである。次に，もしあなたが患者ときちんとした治療同盟を確立しており，患者があなたを信頼できると言ってくれるなら，鎮静を目的とした処方薬（例えばクロルプロマジン，クエチアピン，あるいはオランザピン）

を限られた期間（1日）投与することを検討し，服用する場合にはあなたに電話するよう要請する。それがうまくいった場合ですら，この選択肢は例外的なものとすべきである。当面の危機が去った後には，将来生じる可能性がある危機に対処するために，別の方針を立てるべきである。

患者が薬物治療を拒否する場合

薬物治療を行うことがなくても，病状が改善することは（劇的に改善することすら）可能であるとまずは患者を安心させること。ただし留意すべきなのは，薬物治療は，もし賢明に用いられるなら役立つかもしれないこと，そしてもし患者の病状が改善されるなら，薬物治療の価値は，他の多くの精神障害の場合とは異なり，減少していく（用いられなくなる）であろうということである。患者が直ちに賛同すると期待してはならない。あるいはあなたに促されて実際に薬物療法を受けることに同意した場合でも，患者が依然として慎重なのを受け入れるべきである。「押しつけがましくなく」，権威主義的でない形で伝えることにより，患者の態度は変化することが多い。

あなたの患者が，主訴であるうつ病に対する治療だけを望む場合

ビデオ3「治療同盟の確立」を参照
第8章の症例3「エイプリル」も参照

大うつ病性障害の症状とBPDが併存しているのはよくあることである（約50％，生涯では80％，慢性的な不快気分はほぼ100％が有する）。無理ならぬことだが，うつ病に対する治療は患者にとって最優先事項となることが多い。しかし，たとえあなたが薬物療法（おそらく気分安定薬ということになるであろう。図6-1を参照）を始めるのに同意したとしても，その患者には，BPDの改善が大うつ病性障害の改善に関与している度合いは，大うつ病性障害の改善がBPDの改善に関与している度合いに比べてより大きいという情報を提供すべきである（Gundersonら，2004, J.G. Gunderson, R.L. Stout, M.T. Sheaら「境界性パーソナリティ障害と気分障害の10年以上にわたる相互作用」，2014）。薬物療法を行ったからといって，患者が「きちんと生き

る（get a life）」という責務を果たせるわけではない。うつ病の程度がさほど重篤でなく，その症状が恥辱感，孤独感，空虚感，あるいは「悪い子」であるという感覚へと偏っている患者よりも，本物の重篤な大うつ病性障害が共発生（co-occurring）しているBPD患者の方が，薬物治療に反応しやすい。このような形であなたは合理的な予測を立て，心理社会的治療を推し進めるのが大切であることを明らかにするのである。なぜなら心理社会的治療は薬物療法よりも効果を示す可能性，そして効果が持続する可能性が高いためである。

あなたの患者がすでに双極性障害という診断を下され，気分安定薬を用いた治療を受けている場合

双極性障害という診断をつけられていたが，後にBPDに罹患していることが明らかになった患者は，気分安定薬を用いたそれまでの治療に反応することがなかった，持続的な衝動性や情動性（多くの場合には不適切で過剰な怒り）を示すことが多い。双極性障害という診断に反対する必要はないが，図6-1に示した通り，おそらくそれらの患者は異なった（非ベンゾジアゼピン系の）カテゴリーに属する薬剤（すなわち抗精神病薬）を試みるべきであろう。

第7章

治療を分担する

治療を分担する根拠

　境界性パーソナリティ障害（BPD）の患者は，1人の臨床家が持ち合わせている時間や能力では手にあまるような障害を持つことが多い（例えばその患者に合う学校あるいは職を見つける手助けが必要であること，過剰に破壊的あるいは依存的な家族を持つこと，不適切な安全対策を取っていること，どうしてもエビデンスに基づいた治療を試みると言ってきかないこと）。あなたの治療技能を，他の治療者の治療技能あるいは別の治療様式の治療技能と組み合わせることが可能であり，組み合わせた結果として生じる治療が適切に構成されたものであるなら，それは役立つことが多い（表7-1を参照）。適切に行われた場合，治療を分担することにより治療者の負担，（自傷行動から面接時間への遅刻に至る）怒りの行動化，治療からの脱落，そして治療上の取り決めに対する遵守違反が生じるのを減らすことができる。

他の治療様式を選択する

　治療の分担は，2つの治療様式がもつ利点を患者に与えるような形でなされるべきである（表7-2を参照）。たとえば多くの場合，2人の個人セラピストを組み合わせるのは賢明とはいえない。治療分担の最も一般的な形は，薬物を投与する精神科医（あるいはかかりつけ医の場合もある）と個人精神療法家の組み合わせである。注意事項が2つあるものの，この割り振りは基本的には理にかなったものである。それは，①（「多忙な」）医師がセラピス

表 7-1　BPD 患者の治療を分担する上での枠組み

- 1人の治療者が「主」治療者である——安全管理を行い，治療の進展について評価し，治療の変更を許可する。
- 治療者たちは自己裁量に基づいて連絡を取り合う——安全対策と治療上の取り決めに対する遵守違反に関しては常に連絡を取り合うこと。
- 治療者たちは互いの補完的役割について理解し，敬意を払う必要がある。

表 7-2　異なった治療様式が持つ補完的機能

治療様式	機能
個人精神療法	自己意識を明確にし，それに寄り添う（validating）。まず考えてから行動すること，因果関係のパターンがあることに気づけるようになる。さらに修正体験も提供する（第2章「変化はどのようにして生じるか」を参照）。
ケース・マネジメント	日常生活活動，職業生活と家庭生活に関する取り組み，生活費，食習慣，その他。
薬物治療のマネジメント	主観的な苦悩に対処することが可能である。医師になるための訓練を受けているのは，共発生（co-occurring）しているさまざまな医学的問題に対処する上で役立つ。入院治療を手助けする可能性がある（第6章を参照）。
集団療法	社会的技能，自己認識，自己開示，共感，情動に対する耐性（本章の「集団療法」の項目を参照）。
家族介入（通常患者と親の同席面接は行わない）	患者の置かれた状況に由来するストレスを減らす，家族からの支援を増強する（本章の「家族介入」の項目を参照）
自助グループ	社会的（支援），自己開示

トと絶えず連絡を取り合うことができない場合，この割り振りは失敗しやすい傾向があること，そして，②精神科医は精神療法家に対して考えなしに紹介を行うべきではないことである。

　程よい精神科マネジメント（GPM）モデルの中では，精神科医はこれら2つの役割をともに引き受けるのを常とする。必要とあれば精神科薬物療法を担当する医師に助言を求め，第2の治療として別の治療様式を追加する。第2の治療様式の選択は，注意深く検討された上でなされるべきである。

BPD患者を数週間ごと,あるいはそれ以下の頻度でしか診察しない精神科医にとって,あるいは精神分析を専門に行っている(そしてケース・マネジメントを行うことに気が進まない,あるいはケース・マネジメントを行った経験に乏しい)精神療法家にとって,治療を分担する上で最上のパートナーはケース・マネジメントを担当する人物である。ケース・マネジメントを担当する人物の役割の中には,助言や支持を与えることが含まれており,地域介入(例えばアパートを決めること,生活費に関する指導を行うこと,公共交通機関を利用すること,ルームメイトとの同席面接を行うこと)も含まれる可能性がある。最も利用しやすく,最も費用のかからない他の治療様式は,匿名断酒会,匿名断薬会,匿名摂食障害患者会といった自助組織である。そうはいっても,利用可能な場合には,最も補完的な第2の治療様式は集団療法である(本章後半にある「集団療法」の項目を参照)。

よくある問題

患者が他の治療者を(役に立たないあるいは残酷であるなどと)価値下げする場合

治療の分担を行う際の基本ルールは,患者が他の治療者への不満を訴えた場合,治療者はそれに寄り添う(validate)こともしないし,反論することもしないというものである。これは治療者が中立的であることを意味するものではない。治療者はそのことについて懸念していることをはっきりと表明するし,敵意に満ちた価値下げ的な患者の反応をもたらしたのは何であるのかについて探究するのである。多くの場合,治療者はその共同治療者のことを知っている。したがって共同治療者は,患者の訴えが明らかに被害妄想的なものであったり,容易に訂正することが可能なものであった場合,患者の訴えは信じ難いように思われる,あるいは自分の経験によれば,患者の訴えるようなことはありそうもないように思われると述べるべきである(第8章の症例6「メラニー」を参照)。

いずれにせよ,どのBPD患者にとっても,問題となっている治療者に対して直接苦情を言うのが有益である。これは患者にとって重要な修正体験の

機会となる。それは患者が自己主張をすること（そして治療を行う主体となること）の練習になるし，一方の治療者が治療から手を引いたり，怒り出したりするという反応をしない限り，彼らの先入観を訂正することになるであろう。もし患者がもう一方の治療者と話すのを拒む場合には，この治療者，患者と共に行う合同面接の手配をすべきである。患者がこの選択肢すら拒むのであれば，それだけは譲れないものとするのが最善であることが多い。この選択肢が最も明確に提示されるのは，その患者が自らを危険にさらす可能性がある場合，他の治療者が「主」セラピストである場合（あるいは別の理由で他の治療が絶対に必要であると思われる場合,例えば匿名断酒会［AA］，あるいは家族療法），あるいは蚊帳の外に置かれた治療者が，過大な責任を負うことに負担を感じる場合である。もしあなたが「主」治療者であり，もう一方の治療者への不満に関して，その患者がいかなる対処もしようとしない場合，さらにもう1人の治療者を治療に加えることを患者に強く要求してもよいかもしれない。他のセラピストに対する患者の不満に対処するために，患者の拒絶を受け入れるのが，治療の役に立つことは決してない！

薬物を処方する医師が，あなたが連絡しても応えてくれない場合

薬物を処方する医師が，あなたからの連絡に対して応えてくれないことがしばしばみられる場合，精神療法家（あるいは心理社会的治療を行うセラピスト）は甘んじて受け入れることが多い。なぜなら精神科医あるいは医師は，精神療法家と競合するような責任を負っている場合が多いのを知っているからである。このような分担の仕方は理想的なものではないが，コミュニケーションを取ろうとしない医師が，①あなたの意見に従い，②自らは薬物を処方するという狭い役割を果たすにとどめ，そして，③あなたが提供した（例えば患者が不眠，衰弱感，あるいは不安を訴えているといった）関連情報を利用する場合には，うまくいく可能性がある。あなたの意見を軽視する，あるいは権威をふりかざして患者のケアの他の部分についてまで意見を述べようとする医師は，そのような問題はまずあなたと相談すべきであることを思い起こす必要がある。もし医師があなたと相談しようとせず，その介入が有害である場合，他の医師の治療を受けるようあなたが患者に勧める前に，ま

ずその医師にそうしたことを止めるよう忠告すべきである。万が一それがうまくいかない場合，患者と問題となっている医師の双方に対して，このような状況の下では治療を続けることができないという勧告を行うべきである。

共同治療者が治療の枠組みを遵守しない場合

例えば患者があなたの治療をやめたいという意向を示していたにもかかわらず，共同治療者がそれをあなたに伝えていなかったり，グループに参加するのをやめるよう患者に勧めていたり，あるいは長期休暇を取っていたりすることにあなたが気づいたとしよう。あなたはこの不手際についてその治療者と話し合う必要があるし，もしそれが続くようであれば，共同治療者にコンサルテーションを受けるよう要求すべきである。もし「主」治療者が怠慢な治療者に対して治療を打ち切るよう告げるならば，その治療者は色をなして抵抗することが多い。その場合，患者はどうするかを選ばねばならなくなる。共同治療者同士の関係が機能不全に陥っている，あるいは非友好的になっているにもかかわらず，それがだらだらと続くのは，患者にとって有害である。

集団療法（弁証法的行動療法の技能訓練グループを含む）

第8章の症例5「ローレンス」を参照

グループの利用は不充分である。BPD患者の大半は集団療法を望まないため，臨床家は積極的にその利用を推進する必要がある。

「集団療法では，個人精神療法では学ぶことができないことがらを教えることができます。具体的に言うなら，グループに参加することにより，他の患者もまた自分と同じような問題を抱えていること，それらの問題に対処する際に自分とは異なった方法を用いていることを，実例に基づいて知ることができるのです。また集団療法を行えば，あなたが望んでいる親密な人間関係を作り上げるのを，自分がどのように妨げているかが浮き彫りになるでしょう。したがって集団療法は，あなたがそれらの望ましくないパターンを変えていく上で役に

立ちます。さらに集団療法では，あなたが多くの場合には回避しているような感情を他の人々が表出するのに耳を傾け，それらの感情をなぜ抱いたのかについて理解することができるようになるのです。私は利用可能な治療の中で，費用対効果は集団療法が最も高いと考えます。」

　ほとんどのBPD患者は，集団療法に参加することに思わず抵抗感を持つ。彼らは人が自分についてどのように考えたり言ったりするかを恐れているし，人と関心を共有するのを望まない患者もいる。もし「主」治療者が集団療法を公然と支持し，集団療法家と積極的に連絡を取り合うなら，こうした患者の抵抗は減少し，ほとんどの場合には消散させることが可能である。診療所で臨床を行う多くの治療者にとって，集団療法はたやすく利用できるようには思えないかもしれない。必要なのは地域のメンタルヘルスクリニックに，グループを利用するよう求めることだけなのかもしれない。きちんと組織され，積極的な指導者がいれば，どのようなグループであっても治療に役立つことだろう。表7-3はさまざまなタイプの集団療法に関する，基本的情報を提示したものである。

　最も広く利用することができるのは，匿名断酒会あるいは他の自助グループである。それらのグループは，専門家が指導するグループと共通した機能の多くを果たすことができる。集団療法はBPD患者にとって極めて有益で費用効率も高いから，外来通院中の患者はこれに参加すべきである。

　BPD患者の中には，グループ（あるいは家族）セッションを行い，社会生活の中で生じている問題に注意を向けるようにしない限り，個人精神療法が実り多いものとはならない者もいる。もしそうした患者がグループのメンバーになる，あるいはグループに参加するのを拒否する場合，個人精神療法はグループに参加するという条件のもとで行う必要があるかもしれない。BPD患者の対人関係上の問題行動は，多くの場合には集団療法の中でより明らかになる――そしてより見咎められやすくなる――から，「主」治療者はそれをわきまえておいた上で，それらの問題を個人精神療法の中に積極的に組み入れる必要がある。

表 7-3　BPD 患者に対する集団療法の序列[a]

グループの種類	力点
自助グループ	支持，社会的ネットワーク作り，平明さ，率直さ
自己評価グループ	支持，自己開示，傾聴，日常生活活動
技能形成グループ（弁証法的行動療法の技能は，より上位の技能としてここで学ぶ技能から除外される）	講義形式，自己制御技能が主であり，社会的技能の形成が従である
対人関係グループ	親密さ，信頼

[a] 利用可能性，費用，そして患者の能力という観点から観た序列

技能訓練グループ

　BPD 患者が示す対人関係上あるいは社会的機能上のさまざまな問題を，社会的学習の障害であると見なす集団療法では，これらの問題を修正するためにトレーニングと似通ったアプローチを取る。このアプローチの中で，弁証法的行動療法（DBT）の技能訓練グループは，最も広く利用可能であり，実証的裏づけがなされているものである。技能訓練グループでは帰属の誤り（misattributions），衝動性，孤独に耐えられないこと，あるいは過剰な攻撃性といったさまざまな問題に対処するための，より適応的な方法を患者に教える。そのようなグループは明確な構造を持ち，積極的で指示的な指導者たちを必要としており，総じて他のタイプのグループよりも BPD 患者にとってストレスが少ない。技能訓練グループと他の治療形態の間に，本質的な不適合性はない。しかしながら他の（通常は個人）療法の提供者が，技能訓練の有用性を理解し尊重しない場合，問題が生じる可能性がある。このような基本的過ちを犯せば，どのような治療分担であっても失敗するのは避け難いだろう。ただしひょっとするとこうした過ちに対する悪評は，古い世代の精神分析家たちが社会的障害という概念に対して批判的であり，DBT に対して敵対的であったために立てられたことが多かったかもしれない。DBT の技能訓練グループに対する GPM の唯一の本質的対立点は，DBT（あるいは他の技能訓練グループ）では気を逸らすことで情動を制御することに比較的重きを置くのに対して，GPM では情動に対する認識を高め，情動に対する

耐性を高めることにより重きを置くことにある。

よくある問題（集団療法）

セッション中に敵対的な，見下すような行動，あるいは他のメンバーに参加の機会を与えないような行動がみられた場合

患者の中には他人の話に耳を傾けようとせず，その場を牛耳ろうとする者，あるいは不作法な振る舞いをする者もいる。その場に割って入り，好ましくない振る舞いを明らかにした後に，グループリーダーは他のメンバーに対して意見を述べるよう促す。（グループリーダーは積極的でなければならない。第2章の「基本的な治療アプローチ」の中の「積極的に関わり，後手に回らないように」という項目を参照）。他のメンバーからのフィードバックを行っても規律を乱すような行動に変化が見られない場合，リーダーは「グループに参加する準備が整っていない」と告げた上で，その患者を辞めさせる必要があるだろう。

グループメンバー間に排他的な結びつきができてしまう場合

多くの場合，排他的結びつきはメンバー同士がグループ外で接触を持つ場合に生じる。セッション外においてグループメンバーが社会的関わりを持つのは有益であることが多い。しかしそれが性的関係を伴う場合，薬物の使用を含む場合，あるいはその他の点に関して排他的なものである場合，治療方針上グループリーダーはこの問題について，グループの中で隠し立てすることなく検討する必要がある。他の患者からクレームが出ることによって，あるいはグループ内において患者同士が排他的な振る舞いをすることによって，こうした検討を行うよう迫られることもあり得る（例えば2人の患者が隣り合って座り話に加わろうとしない，あるいは互いに私的なコメントをし続ける）。グループに参加することの妨げとなるようなセッション間での交流に関しても，その後のグループセッションの中で対処すべきである。その場合には問題となった2人のメンバーのうち，片方あるいは双方のグループへの参加をしばらく見合わせる必要があるかもしれない。閉鎖的で排他的な

対人関係を望むのは，境界性パーソナリティ障害の症状の1つであること，そしてそれは彼らが対人関係を持続させる上で生じるさまざまな問題の原因となっていることについて教育的な解説を行うことにより，問題を引き起こしている人々に罪を着せることなく，メンバーの誰もがこうした行動に立ち向かうよう促すことができるかもしれない。

患者がグループを欠席する場合

患者が入院，あるいは病気のために欠席した場合は別にして，繰り返し故意にグループを欠席することに対しては，グループ内で検討すべきである。もしこのような検討を行っても出席状況に改善がみられない場合，グループリーダーは「主」治療者と話し合い，本人が治療にもっときちんと取り組む気になったら，グループに再び参加申し込みをするという機会を与えた上で，その患者のグループへの参加をしばらく見合わせるべきである。

家族介入

ビデオ9「家族を治療に参加させる」を参照

「あなた方は障害を持った子どもさんを抱えています。あなた方のお子さんを治療する中でわれわれが直面しているさまざまな問題は，あなた方が長年にわたって悪戦苦闘してきた問題であることを知っています。お子さんの障害に対応するための新しい方法を学習することにより，われわれが"直感に反する親業（counterintuitive parenting）"と呼ぶものを用いて，コミュニケーションを改善し，疎外感を和らげ，お子さんの成長を手助けすることができるのです。」

受け入れセッションの際に患者が両親に付き添われている場合，深刻な葛藤が存在することが明らかになるのが常である。両親を共同治療者として関わらせるのは，この時点で始まることになる（このプロセスの実例としては，第8章の症例7「ジル」を参照）。表7-4はさまざまなタイプの家族介入と，その適用について説明したものである。すべての家族あるいは配偶者は，基本的な心理教育を受けるべきである（第3章の表3-2を参照）。これは親業

表 7-4　BPD 患者に対する家族介入の序列[a]

介入の型	特徴	解説
心理教育	まず重視するのはこの障害に関する心理教育（第3章の表3-2を参照）であり，これはすべての両親と配偶者に対して行われるべきである。次に重視するのは親業についての心理教育である。	基本的な家族の指針については付録のDを参照。
カウンセリング	家族の指針について概説する。助言をし，問題解決を行う。	家族は多くの場合こうしたセッションを歓迎する。
家族支援グループ	複数家族グループ，「家族の絆（Family Connections）」[b]	もし利用できるなら有益である。外来診療所はこうしたグループを作り上げるべきである。
同席セッション（患者と両親）	家族カウンセラー，プライマリ臨床家，あるいはその双方によって率いられる場合がある。治療費，睡眠衛生，治療の遵守，緊急事態，治療者の休暇といった，計画を立てたり問題解決を行ったりするような，さまざまな問題に対して役立つ。	抱える環境（holding environment）を維持し，スプリッティングを減らす上で極めて役立つ可能性がある。
家族療法	話に割って入ったり，激しい怒りを爆発させたり，あるいは退席したりすることなく，家族間の葛藤について検討することができる患者や両親のための治療法である。	両親の患者に対する非難は，BPD患者の申し立ての中に本当のことがあれば，それが何であれ後悔した上で受け入れることができる場合にのみ役立つ可能性がある。

a 利用しやすいかどうか，概念の幅がどの程度広いか，そして費用という観点に基づいてつけられた。
b 境界性パーソナリティ障害のための全米教育協会／全米精神疾患患者家族会の支援に基づいて行われているグループ。

の技能を改善するためのカウンセリングを受ける，あるいは家族のための支援グループに入ることへの道を開くことになる場合が多い。家族療法が役立つ可能性もあるが，家族はまずは互いを傾聴し，すべてのメンバーが取り組みたいと望んでいる，家族システムの問題を明らかにできるようになる必要がある。残念ながらそのような家族は通例というよりむしろ例外的である。

親や配偶者が参加することに対して患者の賛同を得る

BPD 患者は，家族が治療に参加するのは，両親が彼らをより理解し，より支持的になり，よりストレスを引き起こさなくなるようにする手助けを行うのが目的であると説明されるまで，参加に反対することが多い。これらは患者の BPD 的な視点から見て極めて望ましい目標である。

親が治療に参加するよう求める

両親（あるいは配偶者）が支持的な形で治療に参加するのは，適切な「抱える（holding）」環境を作り上げる上でしばしば不可欠である（第2章を参照）。ほとんどの両親は無力感を抱き，もどかしく思っている。多くの両親は治療をうさん臭いと思っているか，あるいは怪しんでいる。両親が抱くこれらの態度は，ほとんどの場合には心理教育を行うこと，そして治療者が両親に共感することによって覆すことが可能である。治療者は両親が子どもとの関係において抱えている問題は，治療の中で治療者が直面している問題と同一であること，これらの問題は提供される治療の中で変化させるべき対象であることを認識すべきである。両親は，自分たちがこれまでにしてきたような対応は効果がなかったことをよくわきまえているのが常である。あなたの支援は彼らが抱える重荷に対する，待ち望んだ救いをもたらすことになる。

治療同盟の確立

家族メンバーとの間で治療同盟を確立するための3つの介入——支持，心理教育，共同治療者となるよう依頼する——は，すべてたやすく行うことができるし，うまくいかないことは滅多にない（第4章の「治療同盟の確立」の項も参照）。

- 支持：家族メンバーは慢性的ストレス，精神的苦痛，経済的負担に悩まされている。彼らが心配しているさまざまな事柄について知るべきである。患者が自殺するのではないかという恐れや絶望感について傾聴するように。家族がこれまでできる限りのことをしてきたのを知っているとはっきり言うべきである。BPD に罹患している彼らの子どもは，通常の親業に対してうまく反応することのない，「特別な支援（special needs)」を必要としている子どもと見なすべきであると告げること。彼らにとって，あるいは彼らの他の子どもに対して効果的であったことが，BPDに罹患している子どもにとっては知らず識らずのうちに有害な影響を与えている可能性があるのだ。

- **心理教育**（ビデオ1も参照すること）：心理教育はこの障害に関するものから始め（表3-2を参照），それから「家族の指針」（付録Dを参照）あるいは他の教材を読むよう促していく。遺伝と不運な環境の相互作用について説明するのは，病的な子どもあるいは有害な家族に関する還元主義的な考えに反論する上で役立つ。この相互作用をどのように説明できるかを以下で例示する。

「他の主要な精神疾患と同じように，境界性パーソナリティ障害の病因のかなり大きな部分を遺伝的要因が占めています。50％以上と言って間違いはないでしょう。この割合はうつ病や不安障害よりも大きいのですが，統合失調症よりは小さな値です。これはBPDが発症するに当たってかなり大きな遺伝的資質を要することを意味しています。これはまた著しく不運な環境が存在することなしに，この障害が発症するのは難しいことをも意味しているのです。BPDを発症する素質を持った子どもが遺伝的に引き継いだ資質がどのようなものなのかは，明らかではありません。2つの有力な候補は過度の情動性あるいは（ここで説明されているような）対人関係に関する過剰な反応性です（第2章の最初の項目，そして第3章の「どのように診断を開示するか」という項目を参照）。そのような資質を持つことは，彼らが親にとって育てにくい子どもになる原因になるのです。

　子どもがBPDを発症すると，両親は決まって自分たちが悪いのだろうかと考えます。遺伝的資質が関係しているという事実は，そのような心配を和らげる可能性があるでしょう。しかしそれは親の行動や家庭環境が，BPDの発症に対してより一般的な意味で関与しているのを，否定しているわけではありません。

　ストレスを感じやすい両親あるいは不安を抱きやすい両親は，BPDを発症する素質を持った子どもを育てるのを難しいと感じることでしょう。もう少し気難しくない子どもであれば，両親が敏感であったり感情的になりやすかったり

してもさしたる影響は与えないかもしれません。しかしこれらの親の特質は，おそらく BPD を発症する素質を持った幼児に対して悪影響を与えることになるのです。ここで肝心なポイントは，子どもが親業に対して，親が子どもに対して与えるのと同じくらい大きな影響を与えることです。BPD を発症する素質を持つ幼児の特徴である，何か手を打たない限り不穏な情動表出や，分離あるいは怒りに対する過敏さを示すような子どもを鎮めるためには，親は極端に冷静で，子育てにかかり切りになる必要があるかもしれないのです。

　幼児期の心的外傷が BPD を引き起こすような影響を与えるかどうかは，関心を持たれることの多い問題です。BPD 患者の65％が養育放棄や，身体的あるいは性的虐待のいずれかを経験したと報告しています。なるほどそのような経験は BPD が発症する一因となるのは確かですが，それは発症するための必要条件でも十分条件でもありません。そのような経験にあった子どもたちの多くは，精神科的な続発症を発症することなく成長していきます。BPD を発症する素質を持つ人物は，心的外傷に対してより激しい反応を示すでしょうし，自分の経験を他人に相談できると感じることが少ないでしょう。また遺伝的資質に起因して，心的外傷からより持続的な影響を受けることになるでしょう。」

- **共同治療者となるよう依頼する**：治療の取り組みの中で，両親に積極的に共同治療者の一員となってもらうよう促す。両親は治療の下支えを行う必要がある。治療に関して，家族あるいは BPD に罹患した家族メンバーが不満や疑問を抱いた場合は，直接治療者に向けて質問すべきである。両親は患者の下支えを行う必要がある。彼らの子どもは対人関係に関する過敏さと自制力の乏しさに関して障害を持っているのである。また両親は BPD に罹患した子どもの怒りあるいは非難を，過度に自分と結びつけて捉えるべきではない。これは難しいことではあるが，両親は患者から批判された際に，やり返さないように試みるべきである。

よくある問題（家族）

治療者が両親あるいは配偶者に会うのを患者が拒否する場合

　たとえ患者が成人しており，両親に経済的に依存しておらず，とりたてて自殺（あるいは殺人）の危険性がないように見える場合ですら，両親や配偶者は彼らが心配していることについて治療者に報告し，治療に対する彼らの資質や治療の進み具合に関する印象について，治療者を通して聞き知っておくよう促されるべきである。もし患者が青年期にある場合，あるいは成人していても経済的に親に依存している場合には，治療者は守秘義務を守ることを患者に請け負った上で，両親の考え方を取り入れ，両親からの支持を得ることが治療に必要であると，きっぱりと穏やかに述べるべきである（第4章の「患者が治療の枠組みの受け入れを拒否する場合」という項目，そして第5章の「危険な自殺行動あるいは自傷行動を行っている患者が，患者にとって重要な人物に対してあなたが連絡を取ることに許可を与えない場合」という項目を参照）。

（家族内において）性的あるいは身体的虐待が行われていると患者が主張する場合

　告発された親との面接を試みるべきである。そうすることに反対する患者は，（時には無理もない場合もあるが，大半の場合には非現実的な理由で）怯えているか，あるいは虚偽の申し立てを行っている可能性がある。この問題は他の家族メンバーと面接することで最も適切に対処できることが多い。やましいところのある両親は，子どもとの同席面接に参加しようとしないことが多い。やましいところのある両親であっても，自分の子どもが過去の出来事を暴こうとはしないだろうと考えている場合，あるいは自分自身について高度の否認を行っている場合には，治療に力を貸そうとする場合もある。臨床家はそのような申し立てに対して同情的であるべきだが，その一方で事件が発生したこと，あるいは両親が有害であることに関する，患者の主張の正当性を認めてしまうことにならぬよう注意すべきである。無実の両親を誹

誇する，あるいは患者が被害者としての自己認識を持つのを助長することは，いずれも悲惨な形で患者の疎外感を永続化し，この障害が慢性化する一因となる可能性がある．

患者が自殺，あるいはそれ以外の自傷行為を行うのではないかという恐れに家族が縛られている場合

　患者が自殺してしまうかもしれない，あるいはそれ以外の自傷行為をするかもしれないという恐れは，持続し増悪していく可能性がある．問題児としての患者の「特殊さ」，そして両親が自分自身について抱いている，勇敢な養育者としてのイメージの「特殊さ」の双方が，これらの状況を変えようとする取り組みを難しくしてしまう．両親がそのような責任を負うのは，子どもにとって，そして彼らや他の家族メンバーにとって有害であるという忠告をすべきである．BPDに罹患している子どもを自宅から病院あるいは居住施設へと移すことにより，この状況を打破するのが容易になる．時に患者だけでなく，信頼の置ける（そして移り住むのを厭わない！）親族もともに移り住むことがある．こうすることで子どもは治療に関わる時間が，両親は子どもが自宅に戻った時に自殺の脅しにうまく対処するための新しい方法を習得するための時間が，それぞれ持てることになる．そのような選択肢が利用できない場合には，この移行は媒介者としての治療者によって少しずつなされる必要がある——多くの場合には複数回の家族同席セッションが必要とされる．自殺の企ては生じやすい．それは過剰反応をせず，節度を持って対応するという家族の決意，そして能力を試すことになるだろう．

両親が患者に対して無関心であるか，あるいは尊重しない場合

　両親がすべきこと（例えば傾聴すること，支援を求めること），すべきでないこと（例えば争いをエスカレートさせること，自殺念慮を無視すること，あなたに報告することなく緊急事態に「対処する」こと）についてすでに告げてあり，それでいて両親がその忠告を無視するなら，あなたはこれらの怠慢（すなわち両親に対して当然期待してよいような責務を放棄すること）に対して患者が抗議するのは正当であると認めてもかまわない．そうした機能

不全的な親業との間でうまく折り合いをつけるのが，次なる課題ということになる。

両親が互いに疎遠である場合

互いに疎遠な関係にある両親から治療に対する支持的な関わりを得るのは，困難で手間がかかる作業である可能性がある。それぞれの親に対する配慮や心理教育は，別個に行う必要があるかもしれない。両親が互いに対する怒りのために，BPDに罹患している子どもにとって最善のことをするのを放棄している，あるいはなおざりにしている場合には，そのことを明確にすべきである。もしそのような事態が続く場合には，(治療に対して無関心あるいは非礼な態度を取る両親に関して先に行った議論と同じように) 彼らの子どもがこの問題と折り合いをつけるのに手を貸すのが，治療上の次なる課題ということになる。

第III部

●

GPMワークブック

症例解説

第8章

症例の説明

　以下に挙げる症例の説明は，いずれも臨床家が頻繁に直面するさまざまな問題だけでなく，程よい精神科マネジメント（GPM）治療モデルの活用法についても焦点を当てることになる。症例エピソードの中には，数々の**判断ポイント**が挿入されている。そのようなポイントに到達したら，もしその臨床状況に自分が置かれたら，どのように対応するかについて考えてみるよう読者にお勧めしたい。症例エピソードに続く項目では，判断ポイントにおいてなし得る**別の対応**が明らかにされる。もちろん考えつく可能性のある，そして役立つ可能性がある対応は他にもたくさんあることだろう。読者はその対応が望ましい——すなわち役立つ（1と採点する）かどうかについて検討し点数をつけるよう求められる。もしその対応が役立つ可能性はあるが，常に留保をつけた上でのものである（なぜなら役立つかどうかは検討すべき他の事項次第であるから，あるいはその対応がどのような影響を与えるかが予測できないように思われるから）と読者が判断する場合には，採点は2である。読者が役立たない，あるいは有害ですらあると見なす対応に対しては3と採点すべきである。

　採点を終えたところで，読者は**解説**という項目において検討されている，別の対応案が持つメリットについて知ることができる。ここで，この手引き書の該当する項目が参照される。ただし多くの場合，この手引き書はこれらの症例において明らかにされる個々の具体的な問題のすべてをカバーしているわけではない。それでもこの手引き書の原則は，有益な指針を提供することであろう。

症例1　ロジャー：大学でのトラブル

この症例は第3章，第4章，第6章について説明したものである。

患者の示す症状のうち，何が境界性パーソナリティ障害（BPD）に由来するものであり，何が他の精神疾患や発達段階上の危機に由来するものであるかを解き明かすのは難しい。しかしこの症例の場合，世間知らずの青年が親元を離れて大学へ行き，最初の恋愛を経験するに及んで自己破壊的になり，機能不全に陥ったことは明白である。

症例エピソード

ロジャーは21歳の男性であったが，診断に関する助言を求めて，そしてお勧めの治療について教えを乞う目的で，両親とともにあなたのもとを受診した。彼は大学において2回治療を試みていたが，いずれもうまくいっておらず，かかりつけ医からの紹介であった。

ロジャーはペルー人の家庭に生まれた一人っ子で，生まれて4週間後に養子に出され，芸術家の母親とコンピュータのプログラマーであった父親の下で，ペンシルバニア州の田舎で育った。小さい頃，彼は過敏で「まとわりつく」ような子どもだった。彼の精神科の病歴で重要なのは，長期にわたり注意欠如多動性障害（ADHD）の症状がみられたことである。両親は彼が精神刺激薬（主にアデロール）を服薬し，大学に入学するために親元から離れるまではうまくやっていたと報告した。彼は極めて頭脳明晰であり，高校ではほとんど全優の成績を取っていたし，大学では約40単位を修得していた。彼の高校生活はもっぱら勉強（彼は飽くことを知らずに読書をした），学校のジャズバンド，そして少数の熱い友情関係に費やされていた。思い返してみるなら，自分はいつもとても不安で「どこか変わっている」と考えていたと，彼は語った。

彼が大学に行くために親元を離れて一人暮らしを始めた時，事態は悪化し始めた。彼は自然環境を大切にし，「自然な」生活を送ることに重きを置く友人たちに出会った。彼は友人たちの薬物治療に対する批判的な態度を取り入れた結果，精神刺激薬（アデロール）の服用を止めた。勉強に関して初めて苦労することになり，両親は彼が厳しく自己批判をすることに不安を抱くようになった。彼に初めてガールフレンドができた。「彼女は完璧で，自分のすべてで，天使」であり「自分が好ましい人物であると本当に思える」望みはあるのだと思わせてくれた，と説明した。彼は彼女と一緒に，あるいは彼女のことを考えて大半の時間を過ごした。ロジャーが最初に自傷を行ったのは，「僕がと

ても嫉妬深いという理由で」彼女が別れると言っておどかした時だった。その後さらに4回自傷行為を行ったが，必ずそれは自分たちの関係が「完全なものではない」あるいは「いつまでも続くとは限らない」と彼女がほのめかすのに脅えた時であった。「もし僕が彼女のことを思うのと同じくらい彼女も僕のことを思ってくれていたなら，あなたと話すためにここにいる必要もなかったでしょう」と彼は語った。初めて彼らに破局が訪れたのは第1学年の期末試験の1週間前であった。それから彼は寮の部屋の中で9日間にわたり連続飲酒を行い，期末試験のすべてに落第点を取り，4科目のうち2科目の単位を落とした。

　その夏ロジャーは自宅に戻り，地下室に居を定めるとそこで夜中読書をし，煙草を吸い続けた。彼が学校に戻るのを拒むに及んで，両親は彼をかかりつけ医のところへ連れて行った。かかりつけ医は彼をうつ病と診断し，シタロプラム(20mg)を開始した。はっきりした効果はみられなかったが，「少しはましな気分になるために何か薬を飲む」のは気に入っているのだと彼は言い，その薬を服用し続けていた。彼はようやく大学に戻ったことは戻った。かつてのガールフレンドにつきまとったが，それが実を結ぶことはなかった。彼はさらに3回自傷を行い，その学期を何とかやり通すだけで精一杯だった。

　最初の面接に現われたロジャーは，長髪で背が高く青白い顔をした青年だった。彼はどことなく疑い深く，気もそぞろであるように見えた。あなたは彼の話について行くのに手間取った。話が仰々しく焦点が定まらないのだ。過去の学業成績が優秀であったことを考えると，これは意外であった。彼が最も気にかけていたのは目下進行中であったうつ病との戦いであった。それは学校あるいは課外活動に対する興味をほとんど喪失していること，罪の意識に絶え間なく苛まれていること，入眠が困難であること，そして風呂の中で手首を切って死ぬという消極的な自殺願望が繰り返し生じることを特徴としていた。彼はそれらの自殺願望を実行に移すことは決してなかった（またそうするつもりもなかった）。あなたから問われると，彼は大学の前期の期末試験の間，眠れず高揚した気分の時期があったことに気づいた。そのような時，彼は88時間まんじりともしなかった（友人たちは彼が眠らないでいる時間を数え上げて心配した）。またこの時期にはレポートのすべてを「とてもよく書けた」し，サキソフォンを「これまでで最高に」うまく吹けたことを思い出した。あなたは診断に関する総合的所見から考えられるさまざまな合併症について検討した［判断ポイント1］。

　さらにいくつかの質問を行い，付加的な情報を得たおかげで，あなたはロジャーが3つの障害に罹患していると結論づけた。ADHD，双極II型障害，そしてBPDである。それらの診断基準を一緒に検討した後に，ロジャーと家族はこれら3つの診断すべてに同意した。あなたはロジャーの社会的機能の低下のうち，どの程度がADHDに対する精神刺激薬を用いた治療の中断に由来するものであり，どの程度がBPDのストレス要因である別離と拒絶に関連したものであるかがよくわからなかった。こうした問題を考慮

に入れつつ，あなたはロジャーの治療法に関する計画を立てた**［判断ポイント2］**。

治療への期待を抱いてもらうために，あなたはロジャーと家族に対してBPDに関する心理教育を行った**［判断ポイント3］**。あなたはADHDと双極Ⅱ型障害に対する治療法が，BPDを併存することによりどれほど影響を受けることになるかについて説明した**［判断ポイント4］**。治療上の決断に彼を関わらせようという試みにロジャーは抵抗したが，話し合いをした後，彼はシタロプラムの服用を中止すること，アトモキセチン（ストラテラ）の服用を開始することをあなたと共に決めた。

1週間後，ロジャーと両親は大幅な改善がみられたと報告した。彼は清潔になっており，髪は短く切っていた。また思考は以前に比べてはるかにまとまっており，首尾一貫したものだった。彼は毎週あなたの診察を受けたいと言った。その後数週間のうちに，彼は元ガールフレンドに電話し，もう二度と彼女と連絡を取るつもりはないと告げた。またおよそ476人のフェイスブック上の，彼の人生の「悪い」部分を思い起こさせるような友人たちを，友人リストから「削除」した。あなたはこれまで自分が出会った中で最良の医師だと彼は告げた。今度こそ自分が正しい方向に戻る――大学に復帰することができるという期待を，彼は強く抱いていた。これは朗報だったが，彼の改善に対してどのように対応したらよいかについて検討した**［判断ポイント5］**。

判断ポイント：別の対応

（1＝役立つであろう，2＝役立つ可能性はあるが，常に留保をつけた上でのものである，3＝役立たない，あるいは有害ですらあると採点）

解説は次の項を参照。

1．診断上あなたがロジャーに関して最初に考えたのは以下のようなことである。

　A．ロジャーが示しているさまざまな問題は，BPDに起因するものとして説明がつく。これは彼にBPDという診断を開示する正当な理由となる。

　B．この患者はADHDに罹患している可能性が高い。ADHDについてさらに評価し治療を行うべきである。

　C．88時間もの覚醒状態とうつ状態が同時期に発生しているのは，ロジャーが双極性障害に罹患していることを裏づけるものである。

2．BPD，ADHD，そして双極Ⅱ型障害と診断した上で，あなたは以下のような結論に達した。
   A．BPDの治療についての訓練を受けていない場合，あなたは自分の役割を他の2つの診断に対する治療を行うことに限定すべきである。
   B．BPDの治療を最優先すべきである。
   C．薬物治療に良好な反応を示すという期待に対しては，留保をつけておかねばならない。
   D．薬物療法の効果判定を行うに当たって，ロジャーに協力を求めるべきである。

3．BPDに関する心理教育は以下のような内容を含むべきである。
   A．BPDは遺伝的基盤を持った「脳疾患」である。
   B．BPDは自然治癒傾向があるので，BPDに対して治療を行うのは必須ではない。
   C．対人関係上のストレスに晒されるのを減らすという方法が奨励されるべきである。

4．BPDを併存していることによって，あなたのADHDと双極Ⅱ型障害に対する治療アプローチは以下のような影響を受ける。
   A．この患者はBPD（と双極Ⅱ型障害）に罹患しているから，精神刺激薬を処方する際には細心の注意を払うべきである。
   B．シタロプラム（レクサプロ）を継続することが妥当である。
   C．患者の気分を安定させるためにリチウムの投与を開始するべきである。
   D．あなたとロジャーの関係の現状と，あなたが提案した投薬の変更についてどのように考えているかについて評価すべきである。

5．ロジャーの改善に対して，そしてあなたへの熱烈な評価に対応する場合，以下のようなものが含まれるべきである。
   A．BPDの治療に習熟したセラピストを探すよう助言し，あなたの役割は薬物治療のマネジメントに限定すべきである。

B．BPD と精神療法に関する基礎教育を行い，彼はあなたにどのような手助けをして欲しいかについて話し合うべきである。
C．毎週診察を行うことに同意し，養子縁組に関する問題を専門とする家族療法家にロジャーと家族を紹介するべきである。

解　説

1．診断上あなたがロジャーに関して最初に考えたのは以下のようなことである。
（第3章「診断の開示」を参照，第6章も参照すること）

A＝3：この患者の説明は，他の診断—すなわち ADHD と双極Ⅱ型障害について考慮する正当な根拠を与えるものである。また，さまざまな診断基準についてより多くの吟味を行った後でないと，BPD であるという診断を確定することはできない。拒絶に対する過敏さ，排他的な愛着，そして対人関係上のストレスを感じた後に生じる自傷行為に関して彼に生じたさまざまな問題は，BPD という診断を強く示唆するものである。しかしながらあなたは，怒り，分裂（白か黒か，全か無か），対人関係上の分裂（彼は理想化をしている。では価値下げはするのだろうか？），そして空虚感といった他の診断基準に関してさらに尋ねるべきである。

B＝1：その通りである。ロジャーの病歴と説明は ADHD を示唆している。それだけでなく，過去に行われた神経心理検査の結果についても再検討が必要である。ADHD に対して有効な治療を始めたことにより，彼との間で治療同盟を作り上げることができる可能性がある。またこの治療は BPD の対人関係に関する過敏さに対する大脳皮質の制御を強化する上で役立つかもしれない。

C＝2：その可能性は充分あるように思われる。しかしまず最初に，覚醒状態の時期が薬物によって引き起こされたものでないかどうか，またその時以外にも活力の増大，高揚感，生産性の向上によって双極性の存在が裏書きされるような時期があったか否かをはっきりさせるべきである。

2．BPD，ADHD，そして双極Ⅱ型障害と診断した上で，あなたは以下のような結論に達した。

(第2章,第4章,第6章を参照)

A＝3：そうではない。この手引き書で指摘しているように，BPD に関する基礎的知識，常識，希望を与えるような思いやりある態度さえあれば，大半の BPD 患者を充分手助けしていくことができる。

B＝3：この患者の気分，自傷，そして対人関係上のさまざまな症状をうまく取り扱うという観点からすれば，主要な治療目標となるのは BPD である。それでもなお，ロジャーの機能低下が，どの程度精神刺激薬の中断と関連したものであるかはわからない。これを明らかにすることを最優先事項とすべきである。彼は話の焦点が定まらず，大学でうまくやっていくことのできない，知的な若者なのだから！　この情報が欠けていると，この患者の生活にマイナスの影響が出ることだろう。また精神刺激薬は，ロジャーにとって劇的な即効性を示していたのかもしれない。

C＝2：気分障害が BPD と併存している場合には，常に薬物治療に対して留保をつけておくことが重要になる。気分に対して薬物治療を行うことのメリットを「過大評価」するのは誤りであろう。

D＝1：拒絶に対する過敏さ，気分，そして注意力に対する薬物療法の効果を評価する方法を習得できるようにロジャーを支援する。それはこの患者が自分の内面に注意を払い，生活を積極的に律していけるようになるための手助けになる。

3．BPD に関する心理教育は以下のような内容を含むべきである。

A＝2：患者と家族の双方にとって，この障害が極めて著しい遺伝的決定要因を持つのをわきまえておくことは重要である。しかしそれだけでは，このメッセージは有害な消極的運命論を招き寄せることになる。ロジャーが遺伝的素因に対してどのように適応していくかは，環境によって左右される——そしてロジャーと家族は，時間をかけて努力することで適応のあり方に変化をもたらすことができる——ことを彼らが認識しておくのは重要である。

B＝3：BPDの自然経過は確かに希望を抱かせるものではある。しかし，それは同時に警鐘を発してもいるのである。BPDにはさまざまな転帰がみられる。多くのBPD患者が対人関係に関して，あるいは社会的機能に関して示す転帰は芳しくない。適切な治療は良好な転帰が得られる可能性と回復のスピードをともに高める。ロジャーに対して，程よい精神科マネジメント（GPM）を含むエビデンス情報に基づくさまざまな治療を利用するよう勧めないのは短見であろう。

C＝2：そのようなストレスに晒される必要がない場合［例えば激しく非難してくるような上司，虐待する配偶者，飲んだくれの親に由来するストレス］，BPD患者はより支持的な社会環境を探し出すよう促されるべきである。ロジャーのストレス要因（刺激過剰な恋愛）は，長期的に見れば避け難いものであったのかもしれない。短期的に見れば，彼に対して心理教育を行う──すなわちデートをどのように「実践」すべきかについて，そして排他的な恋愛関係を追い求めるのは本質的にうまくいく見込みはないことについて強調するのが有効であることは間違いないだろう。治療の目標は，BPD患者がそのようなストレス要因により良く耐えられるようになり，そして自分自身や他人の限界を受け入れられるようになるための手助けをすることである。

4．BPDを併存していることによって，あなたのADHDと双極Ⅱ型障害に対する治療アプローチは以下のような影響を受ける。

（第2章と第6章を参照）

A＝2：BPDという診断それ自体は，その患者が精神刺激薬を乱用しやすいということを意味しているわけではない。しかしそれらの薬物をロジャーが入手できるよう手配するのは，とりわけ彼が大学のキャンパスに戻るのであれば危険かもしれない。さらに彼に対して過去にアデロール（アンフェタミン）が有効であったとはいえ，精神刺激薬を用いることにより躁転してしまう危険があることに関して，当然検討を行う必要がある。おそらくアトモキセチン（ストラテラ）を用いた方がよいだろう[訳注1]。治療の足場となるのは，実際にどのような決断をするかというよりも，むしろそうした検

討を行うことの方である。それはさまざまな問題についてとことん考えるという治療指針を強化し，薬物療法の効果を評価する上で，そして自分の生活をコントロールする上で，ロジャーが積極的な役割を担う必要性を高めることになる。）

　B＝2：双極Ⅱ型障害という診断を付けはしたものの，そしてロジャーは「少しはましな気分になるために何か薬を飲む」のを好んではいたものの，多剤投与を行うのは，とりわけ抗うつ剤を用いた場合，問題を引き起こす可能性がある。まず最初にこの患者が薬物療法の意味について，そしてこれまでの治療関係について語れるよう手を貸すのが賢明である。先の判断ポイントの場合と同じように，治療の足場となるのは検討を行うことの方である。

　C＝3：軽躁エピソードが生じたことが一度あるという病歴を持つ，抑うつ優位の双極性障害では，気分を安定させる上でラモトリギン（ラミクタール）を用いるのがよいかもしれない。またラモトリギンはBPDが示す怒り，不安，情動症状に対して有効である可能性がある。毒性を示す可能性があること，過量服薬をした場合に致死的であることを考えると，多くの場合リチウムは優先順位が低い。

　D＝1：BPD患者を対象とした場合，治療同盟が成立しているかどうか，服薬の遵守が期待できそうかどうか，家族の支援が得られるかどうか，その他について考慮することなく薬物を処方するのは賢明とは言えない。

5．ロジャーの改善に対して，そしてあなたへの熱烈な評価に対応する場合，以下のようなものが含まれるべきである。
（第2章，第4章の「治療同盟の確立」，そして第6章を参照）

　A＝3：この複雑な精神科薬物療法／併存症の状況に対しては，治療の分

訳注1）この説明は誤解を招きやすい。アデロール（アンフェタミン）を処方するのが望ましくないのは，必ずしもこの患者を躁転させる可能性があるからだけでなく，日本では覚醒剤として取り締まられているのをみてもわかるように，乱用や依存を生じやすいためである。実際にアメリカでは近年アデロールなどの精神刺激薬の使用がいわゆる「スマートドラッグ」として，ADHDに罹患していない大学生の間でも流行しており，その弊害は社会問題化している。

担を行うに足る正当な理由があるのかもしれない。しかし一見したところ，彼があなたに対して理想化を行っているように見えるのは，別の治療者を治療に加える根拠としては薄弱であろう。ほとんどのBPD患者は，専門医の診察を受けることがなくとも改善していく。ロジャーが学校に戻るつもりでいることを考えると，あなたは復学に伴うストレスに彼が対処するのを手助けする上で重要な役割を果たすことができそうである。

B＝1：その通りである。あなたがどの治療を賢明であると判断するかとは別に，あなたは治療の選択に彼を関わらせているのであり，「まず考えてから」行動するよう勧めているのである。心理的変化の目標を明らかにするのは，ロジャーにとって重要な課題かもしれない。現時点では，今行われている精神療法に彼が何を求めているかは明確ではない。ADHDに対する治療を再開したことに対して，ロジャーが極めてよい反応を示していることから，復学したいという彼の提案は現実的であり，現在行われているケース・マネジメントを続けるだけで充分である可能性が高い。

C＝3：現在行われている治療の中でこの患者を診ることに同意するのは，妥当であるかもしれない（上記Bを参照）。しかし家族療法を提案し，養子縁組に関する問題に焦点を当てるのは，現時点においては時期尚早であり，患者との関係を悪化させる可能性がある。

症例2　ロレッタ：深夜の電話

この症例は第2章，第4章，第5章，そして第6章について説明したものである。第9章のビデオ4「セッション間の対応可能性という問題を取り扱う」も参照。

この症例エピソードは，BPD患者の不安と抑うつという訴えを，孤独になることに対する恐れへと向け替えることがテーマである。この治療者は深夜にかかってきた電話に対して巧みかつ敏感に対応しているが，過剰反応はしていない。

症例エピソード

ロレッタは27歳の白人女性であったが，抑うつとパニックを主訴として外来クリニッ

クを受診した。彼女は大うつ病性障害とパニック障害の双方の診断基準を満たしていた。これらの症状は，薬物を乱用している恋人カールとの付き合いと関連して，また彼女が最初に付き合った恋人との波乱に富んだ関係のために早期青年期に始まった自傷歴と関連して，繰り返し起こった危機に併発したものであることは明らかだった。カールとの間に生じた対人関係上の危機に対処する必要があるとあなたが述べると，彼女は心配そうな様子で，気持ちが楽になるよう，手助けしてもらえるとよいのだけれど，と述べた**[判断ポイント１]**。BPD の診断基準について検討した後に，ロレッタは「まるで鏡でものぞき込んでいるみたいでした」と言った。患者は毎週診察を受けることに同意し，ラモトリギンを試験的に服薬し始め，そしていつものやり方に従って，緊急用としてあなたの電話番号を教えられた。何日かして彼女は，薬の副作用について尋ねるためにあなたに電話した。彼女はすぐに安心し，あなたに感謝した。

　第２回目の面接の予約日，彼女は不眠症についてためらいがちに打ち明けた。不眠症は時にパニック発作を引き起こすことがあり，その発作の間，「安全でない」と感じるのだった。彼女は最近になってパニック発作の頻度がより頻回になってきていると説明した**[判断ポイント２]**。こうした病状への懸念をあなたが口にし，それについて質問したところ，恋人がこのところ夜遅くまで出歩いており，彼が家を留守にしていると，彼女はパニック状態に陥り眠れなくなることがわかった。ロレッタは「必要な時には電話してもよいですか？」と尋ねた**[判断ポイント３]**。

　その後３週間の間，ロレッタは予約時間よりも早くきちんと診察に訪れた。彼女は極めて問題の多かった幼少期のことについて打ち明け始めた。その頃うつ状態だった母親は彼女の相手をしてくれず，働き過ぎの父親は深酒をしていたのだった。青年期のロレッタには激しい不安定な性的関係が目立ってみられたのだが，彼女の自尊心は学校のサッカーチームに在籍していたこと，そしてサッカー選手として優秀であったことによって保たれていた。そのことについて話している間，彼女の感情の表し方は適度なものであり，あなたに対する信頼は高まってきているように思われた。あなたは彼女との関係や彼女に対する同情の念が次第に強まっていくような気がした。

　このような状況の下で，ロレッタは午後 11 時半に電話をしてきた。それはあなたが眠りに落ちた直後のことだった。彼女はすすり泣いており，何を言っているのか理解し難かった。彼女の状態は，恋人のカールが，怒ってアパートから出て行ってしまったと話せるまでに回復した。数分後に，迷惑をかけてすみませんとあなたに言った時，彼女はほとんど快活と言ってもよいほどの状態であるように思われた**[判断ポイント４]**。あなたは彼女に気分がよくなったかどうかを問いかけた。彼女は「はい」と言ってから「心配しないでください。自殺しようなんて思っていませんから」と付け加えた。「あなたの気分がよくなって嬉しいです」とあなたは言い，「私と話した後で気分がよくなったという事実は，次のセッションで検討すべきテーマでしょうね」と続けた。それから「お

やすみなさい」と言って電話を切った。あなたはロレッタに頼られ信頼されたこと，そして彼女の役に立てたことを喜びつつベッドに戻った。それと同時に彼女がこんなに夜遅く電話する必要が本当にあったのかどうかについて，苛立ちを感じながら訝しく思ってもいたのである。

　数時間後，あなたは新たな電話で起こされることになった。ロレッタはまたしてもすすり泣いていた。ただし今回の電話で彼女は，あなたが心底怒っていることは自分にもわかっているし，もう私のことを診たくないと思われるのではないか恐れていると言った。彼女はまたすすり泣き始め，「このままやっていけるかどうかわかりません」と言った**[判断ポイント5]**。「恋人との関係のことなんですけど」と彼女が言った時，あなたは「それは次のセッションで検討するのに丁度よいテーマですね」と告げた。この電話の後あなたは再入眠するのに苦労することになり，その前の電話に対する自分の対応が誤っていたかどうかについて――最初の電話の時に感じたあなたの苛立ちを，彼女が直感的にわかっていたのかどうかまで含めて――苛々しながら考えた。

　次のセッションでロレッタは伏し目がちに入室し，ご迷惑かけてすみませんでしたと言った。それからカールとの関係の中で繰り返し生じた厄介事について説明した。彼女は最近したばかりの喧嘩について詳しく述べた。カールは彼女に対しておおむね「優しく」保護的に接していることが明らかになったが，彼女が彼に対して批判がましいことを口にすると，カールはいつだって癇癪を起こすのだった。彼女の話は，以前このパターンで生じたエピソードに関する説明へと移っていった**[判断ポイント6]**。そして拒絶されたと感じた時，誰も気にかけてくれないのだと思い込んだ時，自分はパニックに陥り，孤独であることに対して自暴自棄になるのだと説明した。あなたが電話に出てくれた時，自分は安心したと彼女は述べた。「先生が何とおっしゃったかはよく覚えていません。でもそれが私にとってとても役立ったことは間違いないんです」**[判断ポイント7]**。

判断ポイント：別の対応

（1＝役立つであろう，2＝役立つ可能性はあるが，常に留保をつけた上でのものである，3＝役立たない，あるいは有害ですらある）

解説に関しては次の項目を参照。

1. 抑うつと不安を治して欲しいというロレッタの希望に対して，あなたは以下のように対応すべきである。
   A．これらの症状を優先させることに同意する。
   B．彼女はBPDに罹患しており，この障害によって彼女の症状は説明が

つくと告げる。
　C．彼女の症状はBPDに罹患していることから説明がつくかもしれないと述べた上で，BPDの診断基準に目を通すよう求める。

2．ロレッタの不眠とパニック発作に対して，あなたは以下のように対応すべきである。
　A．自殺のリスク評価を始める。
　B．これらの症状が恋人との間に生じた問題と関係しているかどうかについて尋ねる。
　C．それについて懸念していると述べた上で，彼女の不安がエスカレートする前に，あなたに連絡するよう彼女に勧める。
　D．何か力になれる方法があるかどうか彼女に尋ねる。
　E．あなたとのセッションがこれらの症状を増悪させていないかどうか心配だと言う。
　F．薬物変更が可能であるかどうかについて調べる。

3．ロレッタが必要な時には電話してもよいかどうかを尋ねた時，あなたは以下のように対応すべきである。
　A．あなたに電話するのを思い止まらせる。
　B．あなたと話せば役立つかも知れないと思ったのはなぜかについて彼女に尋ねる。
　C．地域の命の電話を利用するよう勧める。
　D．彼女があなたに電話する「必要」があるかもしれない状況について説明するよう求める。
　E．あなたがいつでも対応してくれると期待するのは難しいことを強調し，彼女が緊急事態にうまく対応することが可能になるような他の方法について検討する。

4．激しく動揺して夜の11時半にかけてきたロレッタの電話に対して，あなたは以下のように対応すべきである。

A．彼女の苦悩に対して共感する。
B．彼女と恋人が何をもめていたのかについて尋ねる。
C．このようなパニック発作があった場合には，深呼吸して100まで数えるよう促す。
D．自分は就寝中であると申し訳なさそうに告げ，翌日の午前中に追加の面接予約を入れると申し出る。

5. ロレッタが数時間後に「このままやっていけるかどうかわかりません」と言って再び電話をかけて寄こした時，あなたは以下のように対応すべきである。
A．安全対策を立てるよう指示する。
B．「やっていける」か心配，という言葉で，彼女が何を言おうとしていたのかについて尋ねる。
C．救急科を受診して助けを求めるよう促す。
D．その前にかけてきた電話が役立たなかったのかどうか尋ねる。
E．恋人と連絡を取ろうと試みたかどうか尋ねる。
F．あなたは怒っていないし，必要なだけ彼女の治療をするつもりがあると言って聞かせる。

6. 次のセッションでロレッタがカールとの間に繰り返し生じた騒動について説明した時，あなたは以下のように対応すべきである。
A．注意深く傾聴し，この問題についてもっと話すよう促す。
B．彼女がカールとの関係について検討しようとするのを制止し，電話をしている間に何が起こったのかについて検討するよう求める。
C．カールとの敵対的で依存的な関係が，これまで彼女が説明してきた，彼女の両親との関係とどれほど似ているかを指摘する。
D．あなたに電話したのが役立ったかどうか，そうであったならなぜかについて彼女に問いかける。
E．睡眠が妨げられたことには苛々したけれど，それと同時に彼女の役に立てて嬉しくもあったと述べる。

F. このような状況が繰り返された場合の，別の対処法について検討する。

7．ロレッタが自分のパニック状態を孤独であることと結びつけ，あなたが対応可能であったことにどれほど安心したかを踏まえた上で，あなたは以下のように対応すべきである。
   A．孤独に耐えられないのはBPDの症状であり，それがどれほど彼女の対人関係にマイナスの影響を与えているかについて検討する。
   B．あなたが必ず対応できるとは限らないから，彼女の緊急事態に適切に対応するための別の方法を開発するための手助けをすると申し出る。
   C．そのような緊急事態が生じる**前**に電話するよう促す。なぜならあなたは，そうしてもらうことによって初めて，緊急事態が深刻化するのを阻止するための手助けをすることができるからである。
   D．孤独であることにまつわる基本的問題を明らかにしたことに対して彼女を褒め，それを変えることは可能であると請け合う。
   E．彼女の孤独にうまく対応するための別の方法について検討する。

解　説

1．抑うつと不安を治して欲しいというロレッタの希望に対して，あなたは以下のように対応すべきである。
   （第2章「基本的な治療アプローチ」および第3章「どのように診断を開示するか」を参照）

　A＝3：この対応は症状が緩和されることに対する非現実的な期待を助長し，対人関係上の危機という，彼女にとってより重要な問題を蔑ろ(ないがし)にすることになるだろう。

　B＝2：たとえロレッタがBPDという診断と，それが自分の不安と抑うつを引き起こす原因となっていることを受け入れたとしても，このアプローチは権威主義的に過ぎるし，診断上の評価をさらに行う必要がある。また，彼女を共同治療者として関わらせておらず，過剰に全体主義的である（BPD以外の疾患が症状に与える影響を，より統制した［partialed out］説明[訳注2]

を行うよう促すようなものではない)。

C＝1：その通りである。これによって彼女は治療に関わることになり，自己認識は高まる。BPDという診断が確定されたなら，それに引き続き心理教育が行われるべきである。

2．ロレッタの不眠とパニック発作に対して，あなたは以下のように対応すべきである。
(第2章の「程よい精神科マネジメントの理論：対人関係の過敏さ」と「基本的な治療アプローチ」，第5章，そして第6章の「一般的指針」を参照)

A＝3：積極的に素早く対応するのは望ましいことではあるが，これは過剰反応である。あなたは「思慮深くかつ好奇心が強い」ことのモデルを務めるべきである。彼女が「安全でない」というのが何を意味しているかについて尋ねてみてもよい。おそらくこのBPD患者が持ち出すのは自殺傾向に関する問題であって，治療者に関する問題ではないはずである。

B＝1：不安感（あるいは抑うつ）が悪化している場合には，対人関係上のストレスが存在する可能性が非常に高いのが常である。彼女は最初のセッションですでにそれを認めている。

C＝3：もしあなたが弁証法的行動療法（DBT），あるいはDBTの技能に基づいた治療を行う臨床家であるならそれでかまわない。そうでない場合，このような介入を行うのは「無力な患者－救済者としての治療者」という二者関係をもたらすことになる。そしてその関係は望ましくない，厄介なものであることが明らかになるかもしれない。それは治療の役には立たないし現実的でもない。

D＝2：これで差し支えないが，彼女の不眠とパニック症状の原因を明らかにするという方針を取るべきである。

訳注2）他の変数の間にある相関関係を明らかにするために，(固定値を与えることにより)ある変数を削除する操作をパーシャルアウト（partial out）と呼ぶ。例えばBPDという「疾患」とロレッタの示した「症状」の間に相関関係がみられたとしても，その相関は「BPD」と「症状」の双方に関連している別の疾患に由来している可能性がある。パーシャルアウトとは，その可能性を否定するために，別の疾患が与える影響を取り除く操作である。

E＝2：これは間違いなくよい判断である。すなわちこの患者はあなたが世話を焼いたために退行したのだろうか？ いずれにせよ第2回のセッションにおいてこの問題を取り上げるのはおそらく時期尚早であろう。現時点では状況的要因が探求されるべきである。もしこれらの症状が悪化し続ける場合，あるいは今後数カ月の間に改善されない場合にも，この質問をするのは確かに賢明なことであろう。

　F＝3：薬物変更を行う時が来るかもしれないが，薬物療法は補助的な治療法である。薬物療法で症状が解消する可能性があるとロレッタに思わせない方がよい。彼女の症状が心理的および社会的原因に由来していることをぜひとも考慮させた方がよい。それらの検討を行うことを通して，この患者は自分の症状を制御することができるようになる可能性がある。

3．ロレッタが必要な時には電話してもよいかどうかを尋ねた時，あなたは以下のように対応すべきである。
（第2章の「程よい精神科マネジメントの理論：対人関係の過敏さ」と「基本的な治療アプローチ」，第4章の「セッション間の対応可能性」を参照）

　A＝3：この対応は，あなたが無用な電話されるのを恐れている，あるいは彼女の危機に巻き込まれたくないと思っている，と患者に伝えることになるだろう。そうした恐れが正当なものであるかどうかはわからない。しかし，まず彼女があなたと話す「必要がある」かもしれないのはどのような状況であるかを尋ねることによって，その恐れがどれほど正当なものであるかどうかを判断すべきである。この解説に関しては対応BおよびDを参照。

　B＝1：これは孤独，支援が得られないことなどの，彼女の根底にある基本的問題についての議論を引き起こす上でよい方法である。

　C＝2：この忠告は必ずしも有害ではないが，患者は拒絶されたような気がすることだろう。これはそれ自体が治療的なものである，あなたとの対人関係上のつながりの「現実的」な面を伸ばすというモデル（すなわち二者関係モデル）と相容れない。これは彼女の役に立ちたいというあなたの望みを伝えることがないし，彼女があなたに信頼を寄せるあるいは依存する――こ

れは BPD 患者にとって好ましい展開であろう——のを妨げることになるだろう。

　D＝1：その通りである。この介入を欠かすことはできない。

　E＝2：これは無難であり，大半の BPD 患者にはこのような対応で充分であろう。しかしながらこのアプローチは，彼女に何が「必要」かについて検討した後にのみなされるべきものである。すなわちこの解説の応答BとDである。さらにこのような対応は，孤独感や自分の面倒を見てくれる他者の必要性といった問題に焦点を当てることが可能となる電話を，ほんの1，2回かけてくるのを妨げてしまうかもしれない。

4. 激しく動揺して夜の11時半にかけてきたロレッタの電話に対応する際，あなたは以下のように対応すべきである。
（第4章を参照）

　A＝1：不可欠である。

　B＝3：彼女は話したいと言い張るかもしれないが，これは状況的ストレスを詳細に説明してもらうのにふさわしい機会ではない。この連鎖分析は次のセッションのために取っておくのが最善である。

　C＝3：大抵の場合には役立つ忠告であるが，このようなエピソードの後には，そして深夜に電話を受けた場合にはそうでない。注目すべきことに，あなたが電話に応答したこと，そして問題に耳を傾けたことで彼女は安心感を得たようである。それはその後のセッションにおいて取り上げて検討を加えるべき，さらに重要な所見である。

　D＝2：眠っていたのでいつものようには役に立てないことを率直に打ち明けるのは良いことであるし，翌日の朝に面接をしようと申し出ることにより，彼女を心配していることは伝わる。しかしこの主題をあまり唐突に持ち出すと，彼女の罪悪感を増悪させる可能性があるし，あるいは彼女を拒絶しているように見えるかもしれない。このことについて判断するのは，予定されたセッションの中で検討するまで待つべきである。

5. ロレッタが数時間後に「このままやっていけるかどうかわかりません」と言って再び電話をかけて寄こした時,あなたは以下のように対応すべきである。

（第2章の「基本的な治療アプローチ」,第4章の「治療の枠組みを設定する」,第5章の「よくある問題」を参照）

A＝2：確かに応答してはいるが,過剰反応である。彼女の発言を自殺の脅しと見なしてはならない。これはあなたに面倒を見てほしくてしたことである可能性の方が高い。彼女に自殺傾向があるかどうかを評価することは不可欠だが,自殺傾向がみられるという確証がない限り,彼女の安全に過剰にこだわるのは電話を長引かせることになるだろう。またあなたにもっと面倒を見てもらうための手段として,彼女が自殺傾向を用いるのを強化してしまうかもしれない。

B＝1：その通りである。この対応はロレッタに考えてみるよう促す。この言葉は彼女の恋人との関係について,彼女の全人生について,あるいは治療について言及したものである可能性すらある。それぞれの選択肢の意味合いは極めて異なったものである。この質問は彼女に対して,このような状態の原因となっている可能性が高い,対人関係上の背景に注目するよう促すことになる。

C＝3：さきに述べたように,あなたは彼女に自殺傾向がみられるかどうかを知らないのである。また自殺傾向がみられたとしても,他の選択肢——彼女の苦痛の原因について考えてみること——について検討するまで,この選択肢を取り入れてはならない。

D＝2：これは検討するに値する極めてよい質問であるが,探求的に過ぎる。目下のところ彼女は安定する必要があり,あなたはもう一度眠りにつきたいと望んでいるのである。

E＝2：これは理にかなった質問である。しかしそれは状況的ストレスに関して延々と検討するという事態を引き起こしかねない。あなたの目的は彼女を落ち着かせ,安全を保証した上で,再び眠りにつくことである。

F＝3：このように言って聞かせるのはよいことであるが,将来のことに

ついて約束するのは過剰反応であるし，彼女があなたに電話するのを強化してしまうことになる。このような，約束を与えるような応答をしてしまうのは，おそらく繰り返し起こされたことに対する嫌悪感を，あなたが認めることができていないことを示している。あなたはロレッタにとって生身の人間でなければならず，また専門家でなければならない。

6. 次のセッションでロレッタがカールとの間に繰り返し生じた騒動について説明した時，あなたは以下のように対応すべきである。
（第2章の「基本的な治療アプローチ」を参照）

A＝3：これは重要な問題である。しかしまず注目すべき問題は電話そのものである。

B＝1：これをしないのはたやすいことである。しかし，これについて尋ねないのは，彼女が深夜に電話したのが重要な出来事ではなかったというニュアンスを伝えることになってしまう。それは彼女がもっと電話するよう仕向けることになるし，あなたが電話を受けた際に果たした役割［この解説の対応Dを参照］や，セッション間に連絡を取れる見込み，その役割，さらに安全対策といった，セッション間の連絡にまつわるさまざまな問題について検討する重要な機会を逃すことになる。

C＝2：これは貴重な所見だが，電話の呼び出しによって引き起こされた，今ここで取り上げるべき問題に焦点を合わせることに比べれば重要度は低い。

D＝1：これは孤独感，救済幻想，理想化，あなたの限界という現実，そして別の安全対策について検討することといった，さまざまな問題に対する極めて重要な橋渡しとなる。

E＝2：先ほども述べたように，これは重要なメッセージであるが，これではロレッタがあなたの苛立ちを詳細に検討できるようになりそうもない。この対応は治療同盟がもっと強くなってから持ち出されるべきである。

F＝1：これは常によいテーマである——彼女を拒絶することなく，あなたの限界という現実を強調している。

7．ロレッタが自分のパニック状態を孤独であることへと結びつけ，あなたが対応可能であったことにどれほど安心したかを踏まえた上で，あなたは以下のように対応すべきである。

(第2章の「程よい精神科マネジメントの理論：対人関係の過敏さ」「基本的な治療アプローチ」，第5章の「自己を危険にさらすような行動が今にも起こりそうな場合」「自己を危険にさらすような行動をした後の対応」を参照)

　A＝1：混乱しているように思われる経験も，説明がつくならコントロールできると感じられるものである。このような検討を行うことにより，それらの再発に歯止めをかける方法について検討するためのきっかけ作りをすることができる。

　B＝2：別の方法について検討するのはよいことである。しかし主に問題とされるべきは拒絶と孤独にうまく対処することであり，緊急事態そのものに対処することではない。

　C＝2：このアプローチはDBTモデルでは推奨されている。GPMモデルにおけるこのアプローチの価値は，拒絶と孤独に対する差し迫った恐れに関して，患者が有意義な形で語ることができるかどうかにかかっているであろう。

　D＝1：その通りである。彼女は自分の経験についてよく考え，自分の見解を明らかにし，自己認識に向けて大きな一歩を踏み出したのである。本物の洞察である！

　E＝1：その通りである。あなたは検討するテーマを，自殺を回避することから治療以外の場における彼女の生活を改善することへと転換する必要がある。すなわち面倒見のよいパートナーを彼女の生活に関わらせることである。

症例3　エイプリル：身体化と治療同盟を作り上げること

この症例は第2章，第4章および第6章について説明したものである。

　この症例エピソードは治療目標と治療上の役割について検討すること，治

療同盟について評価すること，そして心理教育を行うことの必要性について説明したものである。またこれは，患者が症状を和らげる薬物を探し求めることから，痛みや苦痛に対して心理社会的要因が関与していることについて検討することへと移行していけるように，治療者が粘り強く努力することについても説明している。

症例エピソード

　エイプリルはかかりつけの医者からあなたのもとへと紹介された。その医者は彼女がBPDに罹患しており，精神科治療を必要としていると判断したのだった。診察に訪れた時のエイプリルは，少々髪がぼさぼさで，愛想が良く，穏やかな話し方をする，太りすぎた34歳の女性だった。彼女は長年にわたり抑うつ，不安，身体的不調の訴え，そして重篤な――前腕や両脚に複数の，時には深い切傷を加えるという――自傷行為の病歴を持っていた。彼女はベッドから起き上がるのが難しいことがあるほどの慢性的抑うつ，「凍り付いたように感じられる」ほどのひどい不安感を訴えた。彼女にはアルコールの乱用歴があったが，この1カ月は禁酒していた。彼女は70ポンド（約32kg）ほど太りすぎており，とりわけ夜間のむちゃ食いの病歴があった。彼女の自傷行為，助けを求めていること，感情不安定性，衝動性に基づいて，あなたは自信を持ってBPDという診断を下した。

　これに加えてエイプリルは，さまざまな込み入った医療上の問題を訴えていた（すなわち関節炎に由来する慢性疼痛，線維筋痛，偏頭痛，喘息，そして糖尿病である）。これまで彼女はアヘン剤を含むさまざまな種類や量の薬物を用いた治療を受けてきた。彼女は自分がどれほど苦しんでいるかに心を奪われており，偏頭痛と月経痛の治療のために専門家を紹介してくれるよう，せわしなく依頼するのだった。

　彼女は立派な学歴を持っていたが，6カ月以上職が続いたことはこれまで一度たりともなかったし，今でも依然として経済的に家族に依存していた。彼女には友人がほとんどいなかった。最近になって経営学の大学院に通い始めたため，彼女は両親と暮らしていた家から，数人のルームメイトと共に暮らすアパートへと引っ越しをすることになった。「両親，とりわけ母は，そのためにかかる費用に憤っていました」と彼女は言った。

　このセッションの終わる頃には，あなたはBPDという診断に確信を抱いていたし，エイプリルの問題についてより明確な考えを持っていた**【判断ポイント1】**。それに加えて，彼女の病歴や投薬歴の複雑さに少々圧倒される思いをしてもいたのである。再来の日を決める時，あなたは彼女に病歴／投薬サマリーを作成し，次の面接にそれを持参するよう依頼した。

1週間後に再び受診した彼女は，抑うつが増悪し，自分の人生により絶望していると訴えた。病歴／投薬サマリーに取り組むことができなかったと言い，母親との諍(いさか)いで頭が一杯だったと説明した。彼女は自分が学校に戻ると決めて以来，母親の物わかりがどんどん悪くなってきていると感じていた。今住んでいるアパートに引っ越したのはそのせいだと彼女は言った。抑うつ的であるようには見えなかったが，もし抗うつ剤をもらえないなら，自分はやっていけそうにないと主張するのだった。彼女は過去においてはセルトラリン（ジェイゾロフト）が有効だったと指摘した**［判断ポイント2］**。3回目の面接の予約をしたが，今度は30分の面接であり，その時までに彼女は病歴／投薬歴をあなたに送るという了解の下でなされた。

（依然として病歴／投薬歴を送ってきていない状況のまま）彼女は3度目の受診をし，自分を傷つけたいという衝動がつのってきていること，そしてもう一度自傷行為をすることについて，より頻繁に考えるようになっていると述べた。これらの衝動は，ごく最近前腕につけた傷が治ってしまうにつれて，より強くなってきていると彼女は述べた。それから彼女は，ルームメイトの1人との間で諍いがエスカレートしていることについて説明し，その女性は彼女が越してきて以来，ずっとよそよそしかったのだと主張した**［判断ポイント3］**。あなたが病歴／投薬サマリーについて尋ねると，まだ全く進んでいないと彼女は弁解がましく言った。このセッションが終わる頃，彼女は怒っているように見えた。あなたがこのことについて尋ねると，彼女は「先生って大して役に立たないんですね」と言った。あなたは彼女の言うことが当たっているのかもしれないと告げた上で，次の30分面接の予約をした。

エイプリルは入念に詳しく書かれた病歴／投薬歴をあなたに送ってきたものの，その一方で次の受診時間に15分遅れて来た。ベッドから起き上がることができなかったために遅刻したのだと彼女は釈明し，ひどい線維筋痛のために，この何日かは数時間しか眠れていないのだと付け加えた。身体を鍛えようとして1日20分間歩くようにし始めて以来，その痛みは増悪していると彼女は考えていた。あなたは彼女の運動について賞賛し，それから母親やルームメイトとの諍いの状況について尋ねた。彼女はこの質問に答えず，自分は学業に専念するのがほとんど不可能だと続けた。それから筋肉痛や関節痛に対して麻薬が必要だと述べた。過去においてそれらの麻薬はとても役立ってきたのだと彼女は強調した。あなたは彼女が書いた要約シートからそれを確認したものの，時間通りに受診するという問題にけりをつけようとして，この問題についてさらに検討する必要があると述べた。彼女はたちどころに不機嫌になり，「先生は私の痛みがわかっていないんです」と主張した**［判断ポイント4］**。

数日後エイプリルは1時間で予約が取ってあったフォローアップ面接を受けるために再び戻ってきた。彼女はイライラしているように見えた。「先生は本当に私を治療することに興味があるんですか？」と彼女は言った。あなたはそうであることを請け合った。

それから彼女は，自分の痛みが相変わらず激しく眠れておらず，あなたは彼女が必要としているとずっと告げてきた薬物を処方してくれないと訴えた。痛みには麻薬が必要だと再び主張し，右の前腕に浅く自傷してしまったと付け加えた。時々死んだ方がましだと思うことがあると彼女は言った**[判断ポイント5]**。

あなたは彼女の力になれていないことについて，自分も気にかけていると告げた。あなたは彼女の症状が薬物に反応することが稀であり，多くの場合にはストレスを減らすことによって軽減されたことについて話した。この話をすることで彼女の怒りが和らいだようには見えなかった。彼女は「医師は患者の気分が良くなるようにするべきです」と不満を述べた。あなたは少々打ち負かされたように感じながら，ペインクリニックを受診して相談し，支援を強化してもらうことが役に立つかもしれないと告げた。彼女はそれに同意した。またあなたは選択的セロトニン再取り込み阻害薬（SSRI）を試みることにより，あなたが彼女のストレス要因に対応するための時間を稼ぐことができるかもしれないと判断した。彼女はこれに満足したようだった。さらにあなたは彼女の生活のうちの，母親と関連した部分に由来するストレスを減らす手助けをするために，彼女の母親と話すことができるかもしれないと持ちかけた。

エイプリルは何らかの薬物を投与するといった，有効性を示しそうにない何らかの支持的介入を行わない限り，治療同盟を作り上げることの難しい，極めて扱いにくい患者である。もし実現可能であれば，彼女の母親を治療に関わらせることはおそらく有益であろう。母親はエイプリルよりも心理的なことに関心があるようには思われなかったが，それがどの程度であるかを評価しておく必要がある。たとえ彼女の母親が治療の目標に対して協力的でない場合でさえ，エイプリルはあなたが彼女を手助けするために積極的に動いていることに対して感謝するだろう。母親と会っておくのは，彼らの諍い——あるいは彼女が自立することに関して，彼らが共に抱えている問題——をよりよく理解する上で役立つことだろう。またエイプリルは，グループ（ことによると疼痛あるいは他の疾患に対する医療グループ）に参加することにより支援を受けられるかもしれない。

判断ポイント：別の対応

（1= 役立つであろう，2= 役立つ可能性はあるが，常に留保をつけた上でのものである，3= 役立たない，あるいは有害ですらある）

解説に関しては次の項目を参照。

1. 最初のセッションを終える頃には，あなたは以下のような印象を抱いていた。
   A．エイプリルが現在助けを求めているのは，おそらく実家から離れて学校に通うことの不安に由来している。
   B．身体に対する彼女の囚われが収まっていくまでの経過は数カ月，もしかすると数年かかる，漸進的なものであろう。
   C．エイプリルの身体に対する囚われは，その背後に空虚感と満たされていない依存欲求があることを示している。
   D．最優先事項は鎮痛薬を止めさせることであろう。
   E．最優先事項は治療の目標や治療上の役割を整理することであろう。
   F．エイプリルの治療は集中度の高い個人精神療法を必要とするであろう。

2. 抑うつに対してセルトラリンを服用したいというエイプリルの要求に対して，あなたは以下のように対応すべきである。
   A．彼女の抑うつ体験についてさらに質問し，自律神経系の症状について尋ねる。
   B．最近母親との間で生じたもめ事が，彼女の気持ちの一因となっている可能性があるかどうかについて尋ねる。
   C．治療同盟を作り上げるのを促進するために，セルトラリンを処方すると申し出る。
   D．抗うつ剤が役立つかもしれないことに同意しつつ，それらは付加的なものであり，大きな効果を示すことはありそうにないと伝える。
   E．薬物の変更を決定するに先立って，依頼しておいた病歴／投薬歴の概要が必要であると忠告する。

3. 自傷したいという衝動が高まったエイプリルが再び診察に訪れた時，あなたは以下のように対応すべきである。
   A．その衝動が大いに心配であると伝え，入院することもあり得るという

話を持ち出す。
　B．自己破壊的な衝動が心配であるとは伝えるが，それらの衝動が「助けを求める叫び」として用いられるのを強化しないように，他のテーマへと話題を移す。
　C．自傷したいという衝動の再発が，ルームメイトとの対立あるいはストレス要因となるような他の出来事と関連していないかどうかについて調べる。
　D．自己破壊的な衝動が嗜癖的な特性を持っているかどうかについて，そしてナルトレキソン（嗜癖に対する治療薬）に反応する可能性があるかどうかについて検討する。

4. エイプリルが宿題をやってこないこと，遅刻すること，身体的疼痛の増悪，あからさまな怒りに対して，あなたは以下のように対応すべきである。
　A．彼女が診察に遅刻したために，彼女の痛みに適切に対応するための時間を取ることができないと告げる。
　B．そうすることが理にかなっているなら，すぐに1時間のフォローアップ面接の予約を取る。
　C．オキシコドン（麻薬系鎮痛剤）を処方すると申し出る。
　D．あなたに対する彼女の不満を認め，それを次の診察予約の際に検討する必要があると言う。

5. エイプリルの痛みが増悪していること，あなたの能力を疑っていることに対して，以下のように対応すべきである。
　A．彼女の疼痛とストレスの関連に関して，病歴を注意深く聴取する。
　B．アルコールを飲んでいる人物に対してオピオイドが有害である可能性があること，そして彼女がオピオイドを処方通りに服用しない可能性があることについて心配しているために，麻薬を処方するつもりはないと告げる。
　C．痛みが持続していることを心配はしながらも，他方で彼女の痛みや自傷行為が現在のストレスに起因しているかどうかについて尋ねる。

D．あなたも治療がどれほど進展してきたかについて心配していると指摘した上で，それについて検討してみるよう彼女に促す。
E．これまで面接を行うたびに症状は急速に変化していき，それに対して彼女は投薬を求めてきたのだが，あなたはそのいずれの場合にあっても，これらの症状がストレスの多い彼女の生活状況とどのように関連しているかを調べてみたいと答えてきたという指摘を行う。
F．彼女の障害に関する心理教育を行い，彼女の症状（抑うつ，不安感，あるいは自傷行為といったもの）に対して薬物治療はわずかな影響しか与えないこと，そうした問題を引き起こしている生活状況を変える——とりわけ対人関係上の問題に対して，従来とは異なるやり方で対処できるようになる——ことにより軽減される場合が多いことを強調する。

解 説

1．最初のセッションを終える頃には，あなたは以下のような印象を抱いていた。
（第2章の「基本的な治療アプローチ」，第4章の「治療の枠組みを設定する」と「よくある問題」，そして第6章の「一般的指針」と「治療同盟を作り上げる」を参照）

A＝1：エイプリルがBPDに罹患している限り，このことについて考慮しておくのは極めて重要である。エイプリルは，たとえ気づいていても，この洞察を自分から述べようとはしないだろう。これを知っておくことにより，あなたは薬物治療に慎重であることに対してより自信を持てるだろう。彼女がこれを受け入れる手助けをすることにより，あなたは彼女が身体的愁訴に依存する度合いを減らすのに一役買うことができるだろうし，共通の目標を設定するのがよりたやすくなるだろう。
B＝1：彼女の身体的愁訴の数々にイライラしたり，それを制限したりしたくなるのは，起こりがちなことではあろうが，これらの愁訴はいずれ［彼女が自分の感情と分離不安についてよりよく認識し，より多くの成功体験を重ねるにつれて］自我異和的になっていく可能性がある，彼女の中に深く染

みついた，助けを求める行動パターンである。

　C＝1：この解釈は憶測の域を出ないように思われるかもしれないが，母親との敵対的で依存的な関係，知的資質があると思われるにもかかわらず，職業を継続できないあるいは経済的に自立できないでいるのに注目すること，そしてとりわけ BPD という診断に対する対人関係上の基盤を理解することにより支持される。

　D＝3：さまざまな薬物を用いることに彼女が囚われているために，それらの薬物を管理することが最大の関心事とならざるを得ないのかもしれない。しかし薬物管理に主眼を置く中でも，鎮痛薬を服用するのを止めさせるのを第一目標とするのは現実的とは言えそうにない。彼女の協力のもとに，以前に処方されてきた鎮痛薬の効果を，服薬をどの程度遵守していたかまで含めて慎重に評価する必要がある。これに対処するために，エイプリルに対して文書作成課題を宿題として与えるのは，このプロセスを進めていく上で幸先のよい第一歩である。

　E＝1：その通りである。エイプリルはあなたを鎮痛剤のように扱うことに興味があるようだ。あなたは薬物に期待できる（残念ながら）ささやかな効果について，彼女に教えておく必要がある。また彼女の抑うつ，疼痛，そして他の身体的愁訴の心理社会的原因を調べるというあなたの治療目標を，彼女が受け入れることができるかどうかについて予測しておく必要がある。

　F＝3：エイプリルは治療するのが極めて難しい患者である。それは一部には彼女が自分の内面的な問題を「心理化」しないためである。彼女はそれを「身体化」するのだ。彼女の身体愁訴を状況因と結びつけ，そこから彼女が感情を受け入れていく手助けをするのは，極めて重要な治療の成果であろう。これらの改善が達成されたなら，おそらくそれに伴い彼女が医療の助けを求めたり，薬物に依存することは減るだろう。ひょっとするとその時点で何らかの形の精神療法が役立つかもしれない。

2．抑うつに対してセルトラリンを服用したいというエイプリルの要求に対して，あなたは以下のように対応すべきである。

（第2章の「程よい精神科マネジメントの理論：対人関係の過敏さ」「基本的な治療アプローチ」，第4章の「よくある問題」，そして第6章の「一般的指針」「治療同盟を作り上げる」そして「併存症」を参照）

　A＝3：彼女が次から次へと訴える症状を追いかけていくのは，あなたが要求された薬を処方する心構えがあるなら，してみるに値することかもしれない。しかしながらこの症例の場合，現時点ではこのような対応をすることによって，彼女があなたを鎮痛剤のように扱う傾向は強化されるだろう。心理社会的問題に対処するに当たって，彼女を責任ある協力者として治療に関わらせるという課題を回避することになるだろう。

　B＝1：この介入は患者に対して，自分の症状を状況，とりわけ対人関係上の出来事と結びつけて考えるよう促す。現在のところ彼女はそのようなつながりを理解するとは考えにくいが，あなたは症状に先行するような原因を探してみるよう彼女に手ほどきするのである。

　C＝3：彼女は歓迎するかもしれない。しかしこれは，マイナスの感情状態は薬物療法によってたやすく対処できるし，あなたがそのようなことをしてくれることを当てにしてよいのだという，彼女の誤った期待を強化してしまう上での先例となってしまう。その後，彼女とあなたの間の「治療同盟」は，好ましく役立つ人物としての――すなわち「鎮痛剤」としての――あなたを基盤としたものになるであろうが，その「同盟」はあなたの治療上の役割や目標に関する合意を欠いたものであり，共同して治療に取り組むパートナーとしてのあなたと彼女を基盤としたものではないのである。

　D＝1：このように伝えるのは，あなたが彼女の症状について心配していること，しかし他方で彼女の抑うつは抗うつ剤に対して反応しそうにないことを患者が感じ取る上で役立つ。またそれは，処方を行うに当たって，あなたと彼女が用心深く慎重である必要があることを示している。

　E＝1：これはエイプリルに対して，治療の中で積極的な役割を担うよう要求している。またそれは，行動に移す前に慎重に考える必要があることを強調している。

3. 自傷したいという衝動が高まったエイプリルが再び診察に訪れた時，あなたは以下のように対応すべきである。

（第2章の「程よい精神科マネジメントの理論：対人関係の過敏さ」，第5章の「自己を危険にさらすような行動が今にも起こりそうな場合」，第6章の「一般的指針」を参照）

A＝3：心配であると伝えるのはよいが，この時点において入院という問題を持ち出すのは時期尚早であるし，有害である可能性がある。どの程度の危険性があるかを評価する必要がある。通常の場合，切傷は危険なものではない。エイプリルは自己分析と自己管理に携わる必要がある。入院は彼女がその双方から逃避するための手段として歓迎されてしまう恐れがある。またこのような対応をすることで，自傷行為は彼女が自分の生活状況から，そして個人としての責任から逃れるための手段を与えるという印象が助長されるのに加えて，この行動を利用するのを改めるという作業に，彼女と共に取り組むことが，あなたにはできないという印象も助長されてしまうだろう。

B＝3：この論拠は正しいのかもしれないが，このような対応をすることで，患者はあなたが寄り添ってくれず（invalidated），はねつけられたと感じることだろう。

C＝1：さきに述べたように，これはあなたが彼女の症状，そして症状と状況的ストレス――とりわけ対人関係上の出来事――との関連について興味を抱いていることを示している。ルームメイトとのトラブルよりも大きな意味を持つかもしれないこととして，以前に記載したような，実家からの引っ越しと母親との諍いが増えたことという，より大きな生活上の変化がある。これらはエイプリルの「抱える環境」に関して生じた重要な変化である。

D＝3：この質問は，依然として極めて心許ない（こころもと）あなたとの治療同盟を含む，自己破壊的衝動の心理社会的背景に対してきちんと対応したものとは言えない。ナルトレキソンの処方を開始することについて検討するのは，彼女があなたを鎮痛剤のように扱い，自己管理に関して積極的な役割を担おうとしないという傾向を強化するだけに終わるだろう。ナルトレキソンあるいは他の薬物が，彼女の自傷行為を減らすこともまたありそうにない。

4. エイプリルが宿題をやってこないこと，遅刻すること，身体的疼痛の増悪，あからさまな怒りに対して，あなたは以下のように対応すべきである。
(第2章の「基本的な治療アプローチ」，第4章の「治療の枠組みを設定する」を参照)

　A＝2：この限界設定は現実的であるかもしれず，またほぼ間違いなく有益であろうが，彼女があなたから残酷で不当な扱いを受けたと感じ，怒り出す可能性があるので，お詫びの言葉とともに告げるべきである。
　B＝1：彼女のあからさまな怒りや，治療上の役割や目標をめぐって現在生じている確執を考慮すると，近いうちに1時間のフォローアップ面接を行うのは当然である。残念ながらそうすることもまた，彼女が機能不全的であることが注目を得るというプロセスを強化してしまう可能性がある。しかし，あなたが彼女のことを心配していることを示すような支持的行為を付け加えない限り，この治療は継続できそうにない。
　C＝3：面接に遅刻し，さまざまに変化する症状を示しており，治療同盟がほとんど成立しておらず，投薬について充分に時間をかけて話し合うこともしていない患者に対して，嗜癖を引き起す可能性のある薬物を処方するのは危険である。
　D＝1：その通りである。彼女の要望することとあなたの提供することの間には次第に分裂が生じてきている。この不一致について，そしてそれを解消することができるかどうかについて，真剣に話し合う必要がある。

5. エイプリルの痛みが増悪していること，あなたの能力を疑っていることに対して，あなたは以下のように対応すべきである。
(第2章の「基本的な治療アプローチ」を参照)

　A＝3：この情報収集は，彼女の疼痛治療に関する決断を下すための準備段階として必要なものである。しかしこの対応は，あなたに対する彼女の不満と，あなたとのセッションの中でも明白になっている，互いに全く異なる治療目標を持っていることという，より差し迫った課題を見過ごしている。
　B＝3：彼女の具体的な依頼に対してこのような対応をすると，彼女の疎

外感は増悪してしまうだろう。さらに言うなら，注目を払うべきなのは，治療の中で生じている，より大きな問題の方なのである。

　C＝2：これは上記の対応Aを補完するものである。この対応はエイプリルの痛みに対するあなたの気遣いを伝えると同時に，その痛みを現在の状況と結びつけるよう彼女に対して促している。しかしながらそれだけでは痛みが悪化していることと，彼女が治療者との間に問題を抱えていることの間にどのような関係があるかについて検討したことにはならないだろう。

　D＝1：その通りである。彼女の症状は悪化しつつあるのであり，改善しつつあるのではない。治療同盟に関して生じている問題について検討するのを，最優先事項とする必要がある。

　E＝1：この指摘は，最初の何回かのセッションの中で生じてきたパターンに関する有益なまとめである。この指摘を行った後に，このパターンについて検討し，自分の希望とあなたが提供する業務の間のあからさまな喰い違いについて取り上げていくよう彼女に促すべきである。取り組むべき課題は，この問題が解決されるか否か，解決されるとすればどのようにして解決されるかである。

　F＝1：治療上の役割と治療目標について心理教育と明確化を行うことは不可欠であり，おそらく遅きに失したものである。あなたが提供しなければならないものを，エイプリルが頑として拒む可能性は高い。しかしながら彼女の薬物に対する依存に対処しないこと，あるいはもっと悪いことには，一度として役に立ったことのない薬物を処方することにより，彼女に有害な影響を与えるという，より大きな危険性がある。

症例4　ローラ：入院と依存

　この症例は第2章，第4章および第5章について説明したものである。

　自傷行為がエスカレートし，入院が繰り返された結果，さまざまな治療者が交代する。患者は速やかに新しい治療者とつながりを持つ。新しい治療者は自分の不在中に患者が退行的な反応を起こすのを阻止しつつ，何とか治療同盟を作り上げる。この症例は有害な形で繰り返される，入院というパター

ンを阻止するために必要とされる技能について説明したものであるが，その先には患者が満足のいく生活をくじけずに送っていくのを手助けするという，同じくらい恐るべき難題が待ち構えているのである。

症例エピソード

BPDに罹患している25歳の女性であるローラは，現在この2年間で8回目の入院をしているところであった。この間，彼女の治療を担当してきた精神療法家と精神科医は，自傷行為と自殺行動がいずれも徐々に増加してきたことを考えると，もはやローラの治療に携わるつもりはないと，患者と入院病棟のケース・マネージャーに対して異口同音に告げた［**判断ポイント1**］。あなたは彼女の治療についてコンサルテーションを行うために，そして彼女の新しい精神科医となる可能性がどれほどあるかを検討するために呼び出された［**判断ポイント2**］。

ローラは不安げな，太りすぎた童顔の女性で，無愛想であると同時に怯えているように見えた。彼女は自分の両親が夫婦間の問題を抱え始めた16歳からずっと自傷行為をしてきたと穏やかに説明した。あなたは彼女の声がよく聞こえないので，大きな声で話すようやんわりと依頼した。少し微笑んでから彼女はそれに応じた。それから自分がどんな気持ちを抱いているかについて，これまで両親に説明したことは一度としてないが，自分の両親のありさまが心配だったり，悲しくなったりする時に，感情的な痛みを和らげるために自分を切るのだと説明した。両親は結局のところスクールカウンセラーを通して切傷に気づき，彼女が治療を受ける手助けをするために結束した。彼女は治療者やソーシャルワーカーに好感を抱き，自傷は減少した。しかしながらローラが大学に入学するために親元を離れて一人暮らしを始めると，彼女は以前よりも頻繁に自傷をし始め，ついには薬物を過量服薬し始めた。その後数年の間に，自分はだんだん，生きていようが死んでいようがどうでもよいと考えるようになっていったとローラは報告した。なぜならことあるごとに悲しみや不安感，そして自分が愛されず邪悪なのだという信念に苦しんできたからである。彼女の過量服薬は「それらの感情を消し去る」ことを目的としたものだった。これまでの過量服薬は10錠から15錠のプロザックを用いてなされてきた。それは気分を悪くすることはあっても，命を奪うことはないのを彼女は知っていた。これらの過量服薬を受けて，これまで彼女に対して入院治療と薬物の変更がなされてきた。

以前のセラピストと精神科医はいずれも，ローラは動揺すると見境のない大量飲酒をすると報告していた。彼らがそのことに失望したと言うと，彼女は「わかってもらえない」と感じるのだった。そのうえ，苦痛が極限に達すると，彼女は約束された面接の時間に姿を現そうとしなかったし，自傷行為や自殺行動をする前に電話をして来ようとも

しなかった**[判断ポイント3]**。

　あなたはローラに対して，精神科薬物療法と精神療法を組み合わせた治療を週に1回のペースで開始した。彼女は何回か面接の約束をすっぽかしたが，治療は概してうまくいっていた。ローラは治療に対して積極的であり，自分のことをあなたに打ち明けた。あなたは彼女が興味深く思慮深い人物であると思った。ローラの面接への出席率は改善された。予約をキャンセルあるいは変更する場合，彼女は電子メールあるいは携帯メールを用いた。彼女は犬の散歩代行者として，パートタイムで働き始めていた。治療開始後3カ月後，あなたはある会合に出かけるため留守にすることになった。ローラは代わりの医者から診察を受けるのを拒否し，自傷行為を行った。自分はどうしてもあなたと話す必要があり，あなたがいなければ無事ではいられないと，電子メールを送ってきた**[判断ポイント4]**。

　会合から戻った後のセッションの中で，不在中に起こった出来事について，あなたはローラと話し合った。この話し合いの中で，ローラは「私は先生をすごく頼りにしているので，先生がいないとパニックになってしまうんです。他の人が私の助けになるなんて想像もつきません」と言った。心配するには及ばないことを彼女に強調しつつ，不在中に代理を務める治療者の診察を，彼女が受けられるようになる必要があるとあなたは繰り返し述べた。ローラは「それじゃあ私を入院させるって言うんですね」と言い，すすり泣きながら診察室を飛び出した**[判断ポイント5]**。

　ローラは結局のところ救急外来を受診することになり，病院に任意入院することに同意した。入院前に自傷行為や過量服薬をすることはなかった。あなたは病院に出向いて彼女を見舞った**[判断ポイント6]**。

　それから6カ月間に，ローラの経過は一貫性のない改善を示したが，犬の散歩代行者としてパートタイムの仕事に戻ることはできなかった。少しずつ彼女はあなたの善意を信頼するようになり，きっぱりと飲酒するのを止め，自傷行為は少しずつなくなっていった。自殺念慮は続いていたものの，あなたはもはや彼女が過量服薬することについて心配しなくなっていた。あなたの不在中に彼女は退行（寝てしまったり，過食したり）したし，依然として代理の医者に連絡を取ることはなかったが，それ以上入院を繰り返すことはなかった。彼女は安定していたが，無力さや依存性を盾に取って両親を拘束しているように思われた。彼女は「きちんと生きる（get a life）」ことについて話してはいたが，あなたは彼女がそうするかどうかを気に病んでいた。

判断ポイント：別の対応

　（1=役立つであろう，2=役立つ可能性はあるが，常に留保をつけた上でのものである，3=役立たない，あるいは有害ですらある）

解説に関しては次の項目を参照。

1. ローラの入院病棟のケース・マネージャーは，以前の治療者たちが治療に関わるのを打ち切ると意思表明したことに対して，以下のように対応すべきである。
   A. ローラが治療に反応しないのは彼らのせいではないのだから，考え直すように要請する。
   B. ローラに対して，彼女の自己破壊性が持続しているのは，治療が有効でなかったことを示していると助言する。
   C. ローラの自傷行為がエスカレートしているのは，以前の治療によってもたらされたものであるかどうかについて評価する。

2. ローラを治療するかどうかについて評価する際に，あなたは以下のようにするべきである。
   A. 自傷行為をしない，あるいは自殺をしないという契約書にサインするようローラに要請する。
   B. 彼女を以前に担当していた臨床家たちに，彼女が治療可能であるかどうかについて尋ねる。
   C. 危険性について評価し，致命的でないものを本当に自殺しようとする意図を持つものから区別する。
   D. 彼女の自殺傾向の発達上の起源を把握するために，まず最初にこの患者の幼少期の経歴を入手する。

3. ローラの自殺傾向に関する評価を行った後に，あなたは以下のようにすべきである。
   A. 自傷行為や過量服薬を招くような状況あるいは情動状態にある時，どのようにすれば困難を切り抜けることができるかについて話し合う。
   B. これから自傷行為や過量服薬をしそうだという時には連絡するよう要求する。
   C. 自傷行為や過量服薬を引き起すのは何かについて検討する必要がある

と伝える。
　D．自己破壊的な衝動や行為が，孤独感や拒絶を経験したことと関係しているかどうかについて，ローラに尋ねる。
　E．最も安全な方針は，自殺傾向がみられた場合に救急外来を受診することであると告げる。
　F．危険因子としての飲酒が心配であると告げる。
　G．以前の治療者たちの応対が，彼女のことをわかっていないと感じられたのはなぜか，そして自己破壊行為をする前に彼らに電話をしなかったのはなぜかについて探る。

4. ローラの切羽詰まった電子メールを受けて，あなたは以下のように対応すべきである。
　A．ローラに電話をし，代理の医者の診察を受けるべきであると主張する。
　B．代理の医者に電話をし，安全対策の件でローラに連絡を取るよう促す。
　C．救急電話番号911に電話し，彼女を入院させる。
　D．ローラに電子メールを送り，あなたが心配しており，あなたが戻ったところでこのことについてさらに話し合いたいが，それまでの間彼女は代理の医者か救急医療サービスのいずれかを利用する必要があると知らせる。

5. ローラが診察室から飛び出した際に，あなたは以下のように対応すべきである。
　A．警察を呼び，彼女を入院させる。
　B．彼女を追いかけて戻ってくるよう呼びかけ，入院が必要かどうかについて話し合うつもりがあると言って安心させる。
　C．彼女を追いかけはしないが，セッションの終わり方にあなたは困惑していること，救急外来を受診するか，あなたのメッセージに返事をよこすか，どちらかをして欲しいことを伝えるようなメッセージを残しておく。

6. あなたがローラと病院で会った時，あなたは以下のようにすべきである。
   A. あなたの不在中の自傷事件の前に，そして診察室から突然出て行ってしまう前に，何が起こっていたかについて詳細に尋ねる。
   B. あなたが治療を継続している間に，別の医師が薬物を管理できるように，治療の分担を行うことを要請する。
   C. 彼女のあなたに対するあからさまな依存について掘り下げる。
   D. 入院に関するあなたのジレンマについて話し合う。すなわち入院することで彼女の身は安全になるが，彼女が退行的になったり，彼女の生活の妨げとなったりする（あるいはすでになっている）可能性があるということである。診察室の中でこの問題について建設的な話し合いをすることが，「私たちにできなかった」（この表現をすることによってあなた自身を問題の一部として含めることになる）のは，この治療の脆さを反映したものであることを強調する。
   E. 法的責任を問われる可能性について懸念し，裁判に関して専門家の助言を求める。
   F. 彼女の家族に何が起こったかを告げるよう勧める。

解 説

1. ローラの入院病棟のケース・マネージャーは，以前の治療者たちが治療に関わるのを打ち切ると意思表明したことに対して，以下のように対応すべきである。

（第2章の「基本的な治療アプローチ」，第4章の「治療の枠組みを設定する」そして第5章を参照）

   A＝**3**：おそらく彼らのせいではないのだろうが，ローラの2年間の経過は治療がうまくいっていないことを，治療を打ち切りにしたいという意思表明をしたことは彼らの技能あるいは忍耐力が枯渇してしまっていることを，それぞれ証拠立てるものである。
   B＝**1**：その通りである。彼女は自分が変わることを覚悟し，治療をより

よいものにしていくための努力を自らが積極的に担うような方向へと転換すべきである。

C＝1：その通りである。通常の場合に辿る改善経過と，治療者の多くはBPDの治療に関してはお粗末な知識しか持ち合わせていないことを共に知っているなら，この疑問が湧き上がってくるのは当然である。もしそうであるなら，入院の必要があるように思われたのは，これまでの治療が行動化に対して過剰反応していたこと，またローラを共同治療者として関わらせていなかったことを反映している可能性がある。あなたが治療をこれからどのように進めていくかは，この疑問に対する答えがどのようなものであるかにかかっている。

2．ローラを治療するかどうかについて評価する際に，あなたは以下のようにするべきである。

（第2章と第5章を参照）

A＝3：危険防止策に関して書面による契約をしておくのが役立つ場合もあるかもしれない。しかしそれは，自己破壊傾向にうまく対処することについて，治療同盟を作り上げていくための話し合いをすることの代わりにはならない。危険防止に関する契約は，BPD患者に対しては効果を示さないことが多い。彼らの心の状態［と危険性］は，あっという間に劇的に変化するからである。ローラの自傷行為あるいは自殺傾向のパターンを引き起しているのが何かを理解するのは，安全対策を作り上げる上で重要であるだけでなく，もし患者との共同作業として行われるなら，治療同盟を作り上げるための介入として重要である。

B＝2：以前の治療者たちの意見は参考になるかもしれないが，ある患者が治療可能であるかどうかに関する見識を持ち合わせていると期待することはできない場合が多い。あなたがこの患者に対して有効な介入を行うことができるかどうかは，自分自身で判断する必要がある。以前の治療の中で生じてきたさまざまな問題について，そして以前の治療における対人関係が，ローラの行った，自己を危険にさらすような行動に対してどのような影響を与え

たかについて理解するのは，似たような問題が生じるのを予測した上で，あなたと患者がどのようにすればこれらの問題によりよく対処できる可能性があるかについて，積極的に話し合うための役に立つだろう。

　C＝1：これはあなたがローラを治療可能であるかどうか，可能であるとすればどのようにすれば——すなわちどのようなケアのレベルで——可能になるのかを決定する上で不可欠な第一歩である。

　D＝3：生育要因が自殺傾向に対して影響を与えるのはよくわかるが，幼少期の経歴を入手するのはたやすくない場合が多い。現時点において生命を危険にさらすような行動が生じる危険がどの程度あるかを評価するのが，必要にして充分な優先事項である。

3．ローラの自殺傾向に関する評価を行った後に，あなたは以下のようにすべきである。
（第2章と第5章を参照）

　A＝1：ローラ自身が安全管理を行う主体なのだということを強調しつつ，問題解決の試みを行うことが役立つだろう。おそらくローラはそうした試みをすることに抵抗するだろうが，今度はそのことが主な検討課題となっていく。

　B＝3：この選択肢はあなたの対応可能性について，非現実的な期待を抱かせてしまう可能性がある。ローラにとって重要なのは，あなたが対応可能でない場合の対策を考えておくことである。自分は何が役立つと考えているか，どのようにしたらそれを利用できる可能性があるかについて，ローラは検討しておく必要がある。もし誰かと話す必要があるなら，あなたが対応できるとは限らないことを明確にしておきながらも，他方で彼女が思いつく，あなた自身を含むさまざまな選択肢について検討しておく。

　C＝1：これは間違いなくよい考えである。自傷行為や自殺傾向は生活上のさまざまな出来事（大半の場合には対人関係上の出来事）に対する反応として生じるというメッセージを強調しておく。

　D＝1：これらの対人関係上の経験を，自己破壊的な行為に対する誘因と

なるものとして理解しておくことは，それらの誘因を回避しうまく対応する能力を向上させる上で，最初の大きなステップである。それは自傷行為に対する彼女の考え方を，好ましからざる感情に対する反応という捉え方から，彼女の内的経験や彼女の置かれた外的状況の中では意味のある反応であるという捉え方へと変えていくことになる。

E＝2：この方針は彼女が自力でうまく対応できる場合には役立つ。この方針の不都合な面は，①あなたが無関心であると解釈される可能性があること，そして②他の治療者により不必要な入院がなされるという結果を招き，患者が現実を回避するための方法として入院が用いられるのを強化してしまう可能性があることである。

F＝1：アルコールの使用が脱抑制と衝動性をどれほど増悪させるかに関する知識をローラに与えるべきである。

G＝1：このようなことが，あなたとの間で繰り返される可能性があるかどうかについて，彼女に尋ねるべきである。これらの問題を明確にしておくことは，その再発を予測する上で役立ち，問題可決のための話し合いをするきっかけを作ることになる。

4. ローラの切羽詰まった電子メールを受けて，あなたは以下のように対応すべきである。
（第2章の「程よい精神科マネジメントの理論：対人関係の過敏さ」と「基本的な治療アプローチ」，第4章，そして第5章を参照）

A＝3：彼女に電話をするということは，あなたは自ら対応するための時間を取れていることになってしまうし，彼女が代わりの医者にかかる（あるいはあなたの不在中に何か別の方法で対処する）必要があるというメッセージを台無しにすることになる。ローラの切傷は（あるいは過量服薬ですら），一度として危険なものであったことはないということを，あなたは自分に言い聞かせる必要があるかもしれない。

B＝2：これは，あなたの不在時に関して設けられた限界設定を維持する一方で，彼女に対する気遣いを伝えている。それでもやはり，代理の医者の

指導に頼るのは，自分の安全対策に関して積極的な役割を担うようローラに要求することにはならない。

　C＝3：これは過剰反応である。これまで危険性の高い行為を行ったという病歴がないにもかかわらず，この対応では彼女の身に危険が差し迫っていると決めてかかっている。何よりも，入院することによって与えられる包容（containment）は，すでに「悪習」――ローラが治療に積極的に関わったり，学習したりすることなしに，苦痛を和らげるための手段――となりつつある可能性がある。

　D＝1：彼女があなたから指示された治療資源を用いて，自分の安全対策に対して責任を持つための手助けをしつつ，あなたが治療を再開するつもりであることを伝えるのは重要である。あなたが戻ったところで，不在中は電子メールに対応しないことを明確にしておくべきである。

5. ローラが診察室から飛び出した際に，あなたは以下のように対応すべきである。
（第2章の「基本的な治療アプローチ」と第5章を参照）

　A＝3：彼女が自分を危険にさらす行為を行う可能性があるのを無視しないのは賢明ではあるが，入院させるのはおそらく過剰反応である。いずれにしても，彼女を自分の安全対策に関わらせないのは，もう1つの過ちであろう。過去においてなされた「自殺企図」は，コミュニケーションを求めてなされた「助けを求める声」であったのだから。

　B＝2：この対応は，彼女の身の安全についてあなたが気遣っていることを証すものであり，ひょっとすると彼女が飛び出すのを制することができるかもしれない。もし彼女が戻ってきたなら，その後の話し合いの中で取り上げるテーマの中には，入院が必要であるか否か，そして入院がもたらす可能性があるマイナスの側面についての検討が含まれている必要がある。このような話し合いをすると，あなたが他の職責を果たすのが遅れることになるかもしれないが，この話し合いを優先すべきである。しかしながらこの話し合いは，彼女に過度の満足感を与えるほど長く行われるべきではない。また対

人関係の力動に関する精神療法めいた話し合いへと立ち戻るべきではない。

C＝1：あなたが心配していること，そして彼女がどうにか自分の身の安全を保てると期待していることを伝えるのが最善である。入院させることなしに危険性を評価し，それをうまく乗り切るのは，彼女が自分の中で（すなわち主体的に）制御することの重要性を際立たせるという利点がある。またこの対応は，情動や対人関係に関する問題をうまく乗り切る上で最善の方法として，対話の果たす役割を強調している。

6. あなたがローラと病院で会った時，あなたは以下のようにすべきである。
（第2章の「程よい精神科マネジメントの理論：対人関係の過敏さ」と「変化はどのようにして生じるか」，第5章，そして第7章の「治療を分担する根拠」と「他の治療様式を選択する」を参照）

A＝1：自傷，自殺傾向，あるいは怒って診察室を飛び出すといったさまざまな行為を引き起こした，情動上および対人関係上の要因に対する連鎖分析を患者と共同で行うのは，彼女の自己認識を高め，今後の安全対策を立てる上で極めて重要である。もし可能なら，あなたが病院を訪れる前にこの「宿題」をしておくようローラに促しておくとよかった。そのような分析を行うことにより，この患者にいくばくかの責任を与え，別の行動が可能であった時点を浮き彫りにし，自力で何とか対応する能力を持つことに対するあなたの信頼を伝えることができる。

B＝2：ローラはあなたの不在中をうまく乗り切ること，自分がよく知らない臨床家の診察を受けることが困難であるから，治療の分担を行うのは役立つかもしれない。またそれは，あなたに対する彼女の理想化や依存性を弱め，あなたがコンサルテーションを受ける機会を増やし，臨床上の決断を下す際に客観的な精神状態を保つ上でも役立つ可能性がある。しかしながら目下の状況においては，ローラはこの提案を拒絶であると感じ，抵抗するかもしれない。彼女がそれを自分にとってプラスになると見なすまでには，おそらく数回の話し合いを行なう必要があるだろう。もちろんこの選択肢は，あなたの患者がさらなる負担を担えること，そして対応してくれる同僚がいる

ことが前提となる。

C＝1：彼女に恥をかかせないように，あなたが不在であることに対する彼女のパニックは，極めて稀な出来事であったことに触れておくべきである。BPDにみられる対人関係に対する過敏さ，拒絶されたと感じやすいこと，そして愛着に関する根本的なジレンマについて，彼女に教えるとよい。しかる後にそれにうまく対応する方法に関する問題解決を行うことになる。

D＝1：自殺の脅しが治療および治療関係に対してどのような影響を与えるかについて話し合うのは重要である。

E＝3：これは過剰反応である。現段階では法的責任を問われるような，あるいは法的に危惧すべき問題が生じているような兆候は認められない。このような根拠のない恐れを抱くのは，共感ができていないこと，そして危険性に対する賢明な評価ができていないことを反映したものである。自分自身の臨床判断に対して，他の臨床家からコンサルテーションを受けるのが役立つかもしれない。法的なアドバイスを受けるよりも役立つことは確かである。

F＝2：これはほとんどの場合にはよい考えである。BPDに罹患している子どもを治療する場合，その治療に家族を関わらせるのが理想的である。患者の安全を左右するような問題が目前にある場合，何らかの形で教育を受けることが家族にとって有益であり，家族は治療にとって貴重な支柱となることができる。ただしローラは25歳であり，7年間にわたり自宅から離れて生活してきている。ややあってから，自分と家族との関係には，依然として情動的に（そして経済的に）問題があることを，ローラはさらに詳しく打ち明けた。それは家族を治療に関わらせる上で役立ったのである。

症例5　ローレンス：長期にわたる治療

この症例は第2章，第4章，第6章，および第7章について説明したものである。

この症例は，治療に力を注いではいるものの，時にそれが対人関係に対するとらわれや，辛い話題を回避する傾向と，軋轢を生じることがある外来患者に関するものである。これはGPMのケース・マネジメントモデルが，その間に精神療法へと発展していくことになった，長期にわたる治療の例を提

示している。読者はこの臨床家が常に最善のやり方で対応したとは限らないことに注目すべきである。この事例は，誰もが過ちを犯すが，それが極めて有害な結果をもたらすのは稀であるということを示している。この症例報告は3つの部分に分けられる。第1部の「治療を始める」は，治療同盟を作り上げ，自己開示をし，治療の進展を評価することにまつわるさまざまな問題について具体的に説明したものである。第2部の「落ち着く」で取り上げる問題の中には，この患者が学校で，そして恋愛をする上できちんとやっていくための手助けをすることが含まれている。さらにこの患者が辛いテーマを回避する傾向があることについても取り上げる。第3部「変化」では，問題がいっそう心の中のものとなっていき，治療者との関係を明確に含むようなものとなっていく様を目にすることになる。

第1部　治療を始める（最初の6カ月）

第2章，第4章，第6章について説明したもの。

症例エピソード：治療を始める

　22歳の独身のアジア人で，美術学校の2年生であるローレンスは，手首の複雑骨折で入院していた外科病棟から退院した後，あなたのもとへと紹介されてきた。この骨折は，服を脱いで薬物中毒状態にある間に，ステージから飛び降りたあげく生じたものだった。彼には長年にわたりマリファナ依存歴があること，ここ最近は抑うつの増悪，不眠，そして消極的な自殺念慮がみられることが，入院中にわかった。精神科のコンサルテーションが要請された。コンサルテーションを行うことにより，彼にはさらに自己損傷行動（切傷と皮膚むしり），青年期のコカイン乱用，抑制されることのない怒り，恐ろしい悪夢といった病歴があることが明らかになった **[判断ポイント1]**。彼にはBPDという診断がつけられた。遠く離れたところに住む彼の両親にこの件が知らされ，熟達したBPDの治療者としてあなたへの紹介がなされた後に，彼らはボストンにやって来た。

　ローレンスはとても痩身で，少々ぼさぼさの髪をしており，最近行った皮膚むしりのために顔に傷跡が残っている，気性の激しい若者だった。彼は警戒しており，見るからに知的で，必死に助けを求めているように思われた。ローレンスは，BPDと自己診断したのは14歳の時であり，双極性障害と誤診されることに対していつも腹立たしく思ってきたと述べた。双極性障害と診断されたせいで，これまで数え切れないほど薬物治療が試みられ，失敗に終わってきたのである。彼に言わせるなら，彼をより傷つけたのは，両親が彼の言い分に耳を傾けるのを止め，双極性障害という診断を，その後彼に生じた

すべての問題に対する説明として用いてきたことだった。彼の両親も今度は新しい診断を受け入れ，あなたに，「専門家」として「彼を引き受ける」よう懇願した。ローレンスもまた，あなたは自分を助けることができると思うと述べた。あなたは彼に好感を持ったが，「専門家」と見なされたことに対しては危惧の念を抱いた。彼の治療が長年にわたり失敗してきたこと，あなた自身の治療実績がいつもうまくいくとは限らなかったことを考えると，あなたに対する期待は非現実的なまでに高いと思われるため，危機的状況の最中に治療を始めることを危惧したのである**［判断ポイント 2］**。

　ローレンスの求めに応じて，あなたは週に2回面接を行うことに同意した。彼は，もし厄介事が起こっても，あなたが離れて行かないかどうかを尋ねた。あなたは2人が共に役立つと思っている間は，治療を続けるつもりであると述べた。さらにあなたは，この治療が役立つかどうかについて，2人で注意を払っていく必要があると述べた。あなたは彼に自伝を書くよう促し，集中することや眠ることにまつわるさまざまな問題がみられたことから，神経精神医学的検査を行う手配を始めた。彼はこれらの計画すべてに同意した。ここで留意すべきなのは，あなたが彼と話し合うことなしに，プロザックを処方するという業務を黙って引き継いだことである。なぜならこの薬は，ローレンスがそれまでの1年くらい受診するのを止めていた精神科医によって，遠方から処方されていたためである**［判断ポイント 3］**。

　セッションを始めるにあたり，彼は「何について話したらよいかわからない」と言って黙りこくっていた**［判断ポイント 4］**。あなたはそれに応じて，学校での状況や家族との関係について尋ねた。彼は長年にわたり存在してきた，ずる休みをしてしまったり，危険な行動をしてしまったりする癖について，また幼い頃からずっと抱いていた，自分が邪悪であるという感覚についても語った。

　最初の3回のセッションが終わると，次第に彼が面接に訪れるのは気まぐれなものになっていった。大半の場合，面接が始まる直前になって病気に罹った（彼はしばしば病気になった），学校の宿題を仕上げる必要がある，あるいは天候その他の問題のせいで通院することができないという連絡が入り，セッションはすっぽかされるのだった**［判断ポイント 5］**。あなたに知らせを寄こすことなく面接をすっぽかした時，あなたは彼の安否について尋ねるメッセージを残した。電話のメッセージを用いてこれを行なうのは無駄だということがわかっていた（彼がそれらのメッセージを聞くことは決してなかった）ので，あなたは彼が来ないと判断したところで「ローレンスはどこ？」という電子メールを書き始めた。面接への出席をめぐるさまざまな問題への対処として，あなたは面接の予約の頻度を週に1回へと減らし，彼の睡眠パターンが機能不全に陥っていることを配慮して予約時間を午後へと変更した。彼が面接に出席するかどうかは以前に比べていくらか当てにできるようになった。時と共に，彼が来院できないとわかった場合，電話でセッションが行なわれる場合も出てきた。

治療を開始してから4カ月後, ローレンスはクラスメイトと春休みにスキーに行くと不意に告げた**[判断ポイント6]**。あなたは身体と心の健康を優先させるべきであると忠告した。彼は友人たちが自分をスキーのメンバーとして「勘定に入れている」のだと述べた。彼はスキーに出かけていき, 松葉杖をついて戻ってきた。

セッション内容の大半は, 彼が嫌っていた授業や教師たちのこと, 友人たちに対する罪悪感とコントロールされることをめぐる悩み（彼は「NOと言えなかった」）, 学校の課題をやるのがいつも遅れ, ぎりぎりになって詰め込み勉強をする必要があること, 繰り返し病気になる（これは睡眠習慣, 食習慣, そして運動習慣の質が悪いことと関連したものであった）こと, そして長年つき合ってきた恋人との, 気持ちを動揺させるようなやりとりに関するものだった。彼女は無職の大学中退者で, 彼と一緒にマリファナ依存に陥っており, 大半の時間を友人たちの暮らすアパートで過ごしていた。「彼女はたかり屋みたいなものです」と彼は言い, あなたはそれに同意した。

持続している彼の不眠は, 生々しい, ぞっとするような拷問のイメージの悪夢を伴うものだった。これらの夢はフラッシュバックのように, 彼にとって現実であるように思われた。これらの悪夢と, 過去の心的外傷との繋がりを探ることに対して, 彼は抵抗を示した。現在続いているマリファナの乱用は, 部分的には自分が抱えている睡眠に関する問題に対応するための自己治療であると彼は述べた。あなたが睡眠薬のアンビエン（マイスリー）を試みたところ, 悪夢は増悪した。このことを受けて, あなたは予約を取るのが難しい睡眠外来を受診するよう彼に勧め, その手筈を整えることになった。彼は土壇場になって, 試験のプレッシャーがあったため, と言ってその予約をキャンセルした。彼は大学が終わった後の休みの期間へと予約を変更したが, その予約も結局のところキャンセルされてしまった。

大学の授業期間が終わると, ローレンスは夏休みに帰省する準備を始めた。家族とのやりとりは喧嘩腰である場合が多かったから, あなたはそれがよい考えであるかどうかについて疑問を呈した。彼は夏休みを実家で過ごすのは, 恋人と再会するという見通しも含めて「素晴らしい」ことであると主張した。実家に帰ろうとしている彼に対して, あなたは治療に関する評価をするよう求めた。彼は自分が飲酒を止めており, 自殺念慮や抑うつが改善していることに気づいた。あなたはそれに同意したが, 自分は彼をうまく治療に関わらせることができなかった傍観者であるように感じられることが多いと告げた**[判断ポイント7]**。その理由を彼に問われた時, あなたはこれまでのセッションが, さしたる連続性も, 主題に関する掘り下げもないまま, 主として彼が現在抱えている差し迫った危機をめぐってなされてきたからだと述べた。また彼はこれまできちんと通院して来なかったし, 睡眠検査, 神経精神医学的検査, あるいは自伝を書くことを実行に移してこなかったことをあなたは指摘した。彼は傷ついたように見えたが, それでも「先生は僕にとってとても重要な人ですし, この治療はとても貴重なものでした」と言い返

した **[判断ポイント8]**。

第1部の要約

あなたは必死に助けを求めているように見えたものの，治療に携わらせるのは難しいことが程なく明らかになった患者の治療を始めた。治療の第1段階は，繰り返し生じる危機的状況と，自己管理に関するものだった。あなたはローレンスを治療にもっと関わらせることができなかったこと，彼が救いを求めて頼れるような人物になれなかったことに苛立ったが，ローレンスは自己管理と気分に関してある程度の改善を示していたし，あなたとの間にプラスの絆を築いているように思われた。柔軟さの度合いがもっと少ない治療モデル（例えば患者が定期的に受診するよう求められるような，あるいはセッション間に患者に働きかけるのを禁じるような治療モデル）を用いていたなら，ローレンスは治療にもっと関わるか，あるいは治療から離反するか，いずれかの結果となった可能性があることは注目しておくに値する。

第2部　落ち着く：接近／回避にまつわるさまざまな問題 （大学3，4年次）

第2章と第6章を説明したもの。

症例エピソード：落ち着く

ローレンスは意気込んで学校に戻り，あなたの診察を週に1回受けることを再開した――自転車に乗って面接にやって来たのである。彼は著しく良くなっているように見えた。なぜなら彼の体重は増加し，皮膚むしりは止めており，定期的に運動をし，身なりも改善されていたためである。それにもかかわらず彼は頻繁に悪夢を見たし，1日に3回はマリファナを用いる習慣があった**[判断ポイント9]**。あなたと彼は睡眠衛生を改善すること，より自己主張を行うこと，マリファナの使用を減らすことを治療目標として定めた。セッションでは，友人たち，恋人，両親に対して毅然とした態度を取れないことが，彼の低い自己評価や思わずやってしまう自傷行動と，どのように関連しているかというテーマが深められていった。

ローレンスは2回にわたり，深いところにある感情や記憶が浮かび上がってくる，あなたが「飛躍的進歩」と見なしたものへと到達した。しかしそれぞれの出来事が終わると，ローレンスは，病気のため，状況的危機（situational crisis）が生じたため，天候の

ため，その他もろもろの事情のためにセッションをすっぽかすという，昔からの習慣へと逆戻りするのだった。

1. 10月に彼は自分が15歳の時に強姦された（麻薬をやっている間に肛門性交をされた）のを，衝撃的な形で思い出した。彼は薬物とセックスに明け暮れた，徹底的にふしだらな生活について —— 青年期のはじめに，両親のすぐ目の前で挑戦的に作った，いつまでも消えないいくつもの傷跡のことも含めて —— 説明している最中に偶然これを思い出したのである。これは彼の心理状態には心的外傷後ストレス障害（PTSD）的な側面があることを裏づけるものであった**[判断ポイント10]**。その後のセッションで，あなたはその出来事に関する話を再開するよう彼を励ましたが，それが実を結ぶことはなかった。彼の返事は「とにかく僕はその話をしたくないんです」というものだったのである。
2. 12月に自宅にいる間に，彼は恋人が他の男と卑猥な気を引くようなメールのやりとりをしていることに気づいた。このことが引き金となって，彼は自分が7歳の時に母親の不倫を目撃してしまったという，心をかき乱すような記憶を思い出した。またこの出来事は，彼が「浮気性のたかり屋」である恋人と別れることを考えるよう促すことになった。そしてそれは彼が耐えられないと思う，孤独になることへの恐れを引き起こしたのである。「今はそのことについて取り上げることができません」と彼は述べた。

クリスマス休暇の間に，彼は自分が自宅に戻ると決まって「家を留守にする言い訳を考える」父親を問い詰めた。彼はもっと父親に関心を向けてもらいたいことを率直に打ち明けたのである。これは大きな前進であった。彼は父親が「自分の言い分に耳を傾けてくれた」ことに安心した。あなたは彼が率直に話したことを賞賛した。

季節が冬から春へと移り変わるにつれ，あなたは長い間延び延びになっていた，自伝を書くという話について再び尋ねた。治療が始まって以来，あなたは彼に自伝を書くよう時々促してきたのだが，彼はもう書き始めています，はかどっています，持ってきます，準備がちゃんと整っていません，もう少し時間が必要です，などの答を再三再四にわたって繰り返すのだった**[判断ポイント11]**。今回あなたは彼が書くのを手伝おうと自発的に申し出た。彼はあなたに手伝ってもらうことに反対したり，恥ずかしがったりしているようには思われなかった。自伝を書き進めるにつれて，あなたは彼の生活上の出来事について，順序正しく文書化していくことが治療に役立つことに気づいた。

4月になって彼は勧められて審査を受けた後に，学校の極めて重要な賞をもらうためのさらなる審査を受け，その挙げ句に落選の憂き目をみた。彼は最初のうち怒り狂ったり，自己憐憫に陥ったりしたが，最終的には他の応募者と対立したことや誤った情報を

流されたりしたことが、どのような形で自分が落選する一因となった可能性があるかについて検討するようになった。この見方を受け入れる上で、彼が新たな恋愛を始めていたことが役立った。これに疚(やま)しさを感じたため、彼は故郷の「浮気性のたかり屋」と別れた。新しい恋人はやや物静かな学友で、彼女の確固たる労働倫理、知的野心、穏やかで麻薬とは無縁の生き方は、以前の恋人との関係とは対照的だった。あなたはこの交際を始めたのは一歩前進であるとコメントしたものの、恋人のいない期間を持つことが、彼が自信をつける上で、そして要求がましさのより少ない協力関係を他人と築いていく上で役立つだろうと述べた。彼はレポートや試験を予定通りに終わらせ、成績平均点を著しく上げてその学年を終えた。あなたは彼が夏休みに実家に戻らないことが、家族からの分離という貴重な体験になるのかどうか、そして彼がこれまで回避してきた過去のさまざまな問題——とりわけ心的外傷——について探究する機会を与えることになるかどうかについて問いかけた**［判断ポイント 12］**。彼はそうする可能性について検討したように見えたが、自分はどうしても「日常から離れたい」のだと結論づけた。

　その年の夏休みはローレンスにとって比較的落ち着いたものだった。大抵はかっとした態度を取ってしまったことがきっかけであったが、彼は時おりあなたに連絡するのを怠らなかった。注目すべきなのは、彼が両親（とりわけ彼の父親）と、より多くの「充実した時間」を過ごすことができるようになったことである。ローレンスは大学の最終学年を過ごすために、そして治療を受けるために戻ってきた。そこで彼は、両親が自分のことを以前からいかに厄介者扱いしてきたかを話題に取り上げる一方で、恋人や友人たちの彼に対する忠誠は惜しみないものであると説明した。事実彼の母親は、彼が以前の恋人と別れると判断したことを疑問視していた。「だってあの娘はあなたの世話をしてくれたでしょう」と母親は言うのだった。ローレンスは母親自身が、「世話をされるために」結婚を続けることで自尊心を損なってきたことを理解し始めた。これらの話し合いの中で、あなたはローレンスがこんなに素敵な家族があって幸せだと繰り返し話すのを遮って、「いいえ、私にはそれが本当だとは思えませんね」と言った。「いや、大抵の家よりはずっとよいですよ」「いいえ、あなたが本当にそう考えているとは思えません。私が思うに、あなたの家族は機能不全に陥っています」「それでも僕は感謝していますよ」「いいえ」とあなたは言った。「そうしなければならないと思っているだけだと私は思います」。彼はこの解釈に驚いたようだったが、動揺しているというよりは考え込んでいるようだった。このやり取りは、この患者が自分の家族に対して抱いている理想化された認識に対して異議申し立てをしても、あなたに食ってかかることなく受け入れることができるだろうというあなたの信頼を反映したものである——すなわち彼の治療同盟の強さに関する試金石であった。

　感謝祭が近づくと、ローレンスはガールフレンドと一緒に暮らす計画を立てたが、「両親が僕に罪悪感を抱かせたので」ほどなくその考えを改めた。彼が両親の言い分を拒否

できないこと，彼女の計画を軽視しているように思われたことに対して恋人が腹を立てると，ローレンスは大声を出して，人目もはばからずに彼女に対していきり立った。その結果，彼女は彼のもとから立ち去った。その後彼はアドバイスを求めてあなたに電話をした。そのような時には電話をするよう促しておいたにもかかわらず，あなたに電話をしたのはそれが初めてだった。あいにくあなたは余所(よそ)に出かけることになっていた**[判断ポイント13]**。それから彼は母親の不貞行為に関して自分の知る所を思い出し，子どもの頃に起こった恐れがある性的外傷に関する恐ろしいフラッシュバックを体験した。これまでと同じように，あなたが「ローレンスはどこ？」という電子メールを送ったにもかかわらず，彼は数週間にわたりセッションをすっぽかした。彼が再び診察に姿を現した時，これまでと同じように，これらの記憶とフラッシュバックは忘れ去られていたのだった。

　残りの学期の間，彼の生活は比較的安定しており，学業成績は改善し続けた。それにもかかわらず，卒業が近づいてきた頃になっても，彼は自分が人生で何をしたいのかに関して何の計画も持ちあわせていなかった。彼は卒業後自分は家に戻って「ぶらぶらする」だろうと思っていた。彼は「治療を受けるためだけに」ニューヨークに止まることには気が進まなかったが，あなたと連絡を取り合うことを望んでいた（「先生は僕がこれまでに出会った最高のセラピストです」）。彼の両親は卒業に当たってあなたと面接をした。彼の病状が改善していることに両親は感謝したが，彼が実家に戻ること（「あの子はすごく私たちに腹を立てるんです」），就労計画が全くないことに対して秘かに不安を口にした**[判断ポイント14]**。実家の近くでセラピストを見つけるという問題をあなたが提起すると，（「傷ついた」「怖い」と言って）目に見えてイライラした挙げ句，ローレンスはあなたに対する感謝の気持ちを繰り返し口にした。彼はニューヨークに戻ってくるか，または電話で連絡すると約束して，両親に伴われ自宅に戻った。彼のガールフレンドは夏期講座に参加していたから，彼が実際に戻ってくる可能性も充分にあるように思われた。

第2部の要約

　治療のこの段階では，ローレンスは治療の初年度に始めていた作業を継続した。彼はさらに行動を制御できるようになり，より健康度の高い対人関係を作り上げ，自分の教育にいっそう多くの力を傾注し，あなたとの間でより安定した治療同盟を作り上げた。彼は本当の自己分析に少しだけ手をつけるようになっていたし，例えば機能不全に陥っている家族に関する実態といった，いくつかの不愉快な洞察を受け入れることができるようになっていた。それにもかかわらず，彼は依然として悪夢を見，マリファナに依存しており，

カッとなりやすく，極めておぞましい記憶あるいは過去の心的外傷を，自分の身の上に関する首尾一貫した物語へと統合することができないでいた。またしても彼は，根強く残る同一性と自制に関する問題について検討するチャンスから目を背け，自宅へと戻った。GPMの観点からすればこれでかまわない——まずまずの社会的機能を犠牲にしてまで，自己認識という理想を患者に強要しない方がよいのだ。そうは言っても，充実した仕事や温かい協力関係といった人生の目標を達成するためには，彼の機能不全はまだ大きすぎるとあなたは考えていた。

第3部　変化（最後の9カ月）

第2章と第7章を説明したもの。

症例エピソード：変化

　3週間後にローレンスは，あなたに話があるというメッセージをよこした。話してみたところ，彼は恋人が他の男と携帯でメールのやりとりをしていたのを見つけたので，「キレて」しまったと報告した。彼は実際に彼女を殴ってしまい，その後で許しを請うていた。このことについて話し合う中で，彼は彼女の「裏切り」に対する怒りの表出と，「自業自得である」という自責の念，彼女を殴ってしまったことに対する羞恥心，そして彼女を失うことに対する恐れの間を行ったり来たりしていた。彼は「彼女との関係を滅茶滅茶にしてしまったことに対して，両親はいつものように僕を非難した」と述べた。彼は両親に対して激怒した。

　彼はあなたが心配を口にしたことに反応したように思われ，話していくうちに速やかに落ち着いた。あなたは電話を用いたセッションをその翌日に設定した。そのセッションを行っている間に，彼は「これまで自分が薄氷を踏むような思いをしながら生きてきたことはわかっています。僕は怒り過ぎるし，怒りをコントロールできません。恋人に依存しすぎているし，両親にすら依存しすぎているんです」と述べた。より集中度の高い治療を受けるためにニューヨークに戻らないかというあなたの提案は「おそらく理に適っているのでしょう」と彼は言った。彼がきちんと自己認識をしていること，治療により多くの力を傾注する覚悟があるのをはっきり示したことを，あなたは心強く思った。

　ローレンスは治療を受けるために，そして彼女と同居するためにニューヨークに戻った。あなたは治療の集中度をどのように高めるかについて彼と話し合った**［判断ポイント15］**。彼はセッション数を増やしたいと言ったが，DBTの専門家のコンサルテーションを受けること，集団療法に参加することに同意した。あなたはコンサルテーションを

受けられるよう手配し，彼が集団療法（自己評価グループ）を始める手助けをした上で，自分も喜んで面接の回数をもっと増やしたいが，それをするのは相談した専門家のアドバイスを待ってからにすべきであると彼に告げた。彼は DBT の専門家のコンサルテーションを受けた。その専門家は彼が著しい改善を示していること，あなたに対して強い愛着を示していることに感銘を受けたが，彼が DBT を利用できるようになるためには，まず PTSD の症状に対処する必要があるという結論を下した **[判断ポイント 16]**。

　その専門家は過去の心的外傷に取り組むために，暴露療法を始めるべきであるとローレンスに告げた。ローレンスはこれを聞くと，ひどく怯えて腹を立て，こんなことをするために戻って来たわけではないし，治療者を変えたくないし，入院もしたくないとあなたに抗議した。あなたは，彼がその治療を受ける必要はないし，自分は彼のセラピストでいるのを止めたいわけではないし，もしそれが入院を意味しているなら，そのような治療に取りかかってもらいたくないという説明を行った。その晩彼はとても取り乱して電話をかけてきた。その電話で彼は自分が強姦された記憶のフラッシュバックに怯えており，泣くのを抑えることができないと言った **[判断ポイント 17]**。あなたは翌日（土曜日）に面接に来るよう勧めた。それに対して彼は礼を言い，もし必要だと思ったら電話すると言った。彼は翌日になって電話してきた。彼はその電話で，前夜は強姦された時の体験の詳細を激しい恐怖と屈辱感と共にずっと思い出していたこと，ガールフレンドが彼を抱きしめ慰めてくれたこと，そして自分は疲れ切ってしまい，面接に来るよりも眠った方がよいと思ったと報告した。

　その後の数週間に，彼は週に 3 回あなたの面接を受け始め，予約時間よりも早く診察に訪れた。彼はセッションの中で，強姦の詳細を屈辱感と共に，そして最終的には怒りと共に思い出した。彼はその後すぐに，関わりを持つようになっていたグループの中で，非常に効果的な形でこの作業を行った。彼の睡眠は改善し，悪夢でない夢を見始め，その内容を彼は「分析」したがった。また彼はより詳細な自伝を書き始め，精神科薬物療法と皮膚科のコンサルテーションを済ませ，演劇クラスの授業で自分が経験したことに関する，自己開示的ではあるがユーモアに富んだ「作り話」を書き上げた。彼は学校に戻り，創作とジャーナリズムの授業を取った。また彼は虐待を受けた女性のための駆け込み寺で，非常勤の職員として働いた。彼は次第に父親に対して反発することが遙かに少なくなっていった——父親を冷ややかで残酷な人物であると見なすことが少なくなり，孤立しハンデを抱えた人物であると見なすことが多くなった。また彼はあちこち旅行したり，恋人の付き添いなしで人付き合いをしたり，といった試みを始めた。彼女はそれに反対したが，彼はとにかくやってのけた。「作り話の」物語の 1 つが出版の運びになった時，彼はジャーナリズムについて勉強しようという決断を下した。

　彼は一流大学のジャーナリズム学部への入学を許可され，それから引っ越しの計画を立てた **[判断ポイント 18]**。ガールフレンドはその計画に反対した。彼は彼女に一緒に

ついてきて欲しいという希望を述べたものの，自分の決めた計画に関しては決意を貫いた。彼が自分のしたことを述べた時，あなたは微笑み，彼のことを誇らしく思った。

　ローレンスが初めてあなたの診察室を訪れてから，今や3年半以上が経過していた。彼が出発する準備が整ったところで，あなたは互いの関係をどのようなものと見なしているかについて尋ねた。彼はこの質問に驚いた様子だったが，少し考えてから「先生は僕が人生で初めて信頼することができた人物だと思います……先生から離れるのは，本当に寂しいです」と言った。あなたは「それは素敵なことですね。[沈黙]。あなたがいなくなると私が寂しい思いをすると思いますか？」と返した。「いいえ，そんなこと考えたこともありません」彼はため息をついた。「セッションや電話するのをすっぽかした時，先生はいつだってそれを見逃さなかったし，僕のことを折に触れて気にかけてくれていたのを知っています」。あなたは「学校で落ち着いたら，誰かに診てもらいたいですか？」と尋ねた。彼は打ちひしがれたように見え，しばらく無言だった。それから「よくわかりません。もしよければ先生と引き続き連絡を取りたいと思います」と言った。あなたは「かまいませんよ」と告げた。あなたは自分の目に涙が浮かんでいるのを自覚していた **[判断ポイント 19]**。

第3部の要約

　ローレンスは治療のこの段階の間に飛躍的な進歩を遂げた。彼は心的外傷に関して治療の中でやり通す（working through）^{訳注3)}ことができたが，それが治療者との間で作り上げてきた強い治療同盟の必然的な延長線上に起こったことなのか，あるいはその作業を優先させるべきであるという専門医の提案——そして新しい治療者の診察を受けろという脅し——によって促進されたものなのかどうかはわからない。彼が心的外傷を開示し，グループと関わりを持ったのは，それ自体がより多くの信頼や親密さを体験すること，そして自分をより大切にすることと関連した修正過程であった。その後は生活の方が優先されるようになった。

　この長期にわたる治療は，よくあることだが，人生のもたらすチャンスや

訳注3) 精神分析用語で，徹底操作と訳されることもある。たとえば治療者がある解釈を行い，患者が一旦は洞察を得たように見えたとしても，後の面接ではそれを否定するようになったり，洞察を得たという事実すら忘れてしまうことがよくある。やり通す（working through）とは，解釈により引き起こされた抵抗を患者が克服し，自らの症状がどのように生じたかを，単に知的に理解するのではなく，体得できるようにするための「仕上げ」の過程である。

責任の方が優先事項になっていくことにより終結することになった。ローレンスは，彼が面接の予約をすっぽかしている間ずっと，セラピストが働きかけてくれていたことを覚えていた。彼は先に進む準備ができていると感じていたし，ガールフレンドに依存することすらなくなった。セラピストは彼がいなくなると間違いなく寂しくなるだろうし，ローレンスはそれを内面化していることでより強くなったのである。

判断ポイント：別の対応

（1= 役立つであろう，2= 役立つ可能性はあるが，常に留保をつけた上でのものである，3= 役立たない，あるいは有害ですらある）

解説に関しては次の小項目を参照。

第1部：判断ポイント1－8

1. 明らかに情報が不十分ではあるが，診断し得る障害としてはどのようなものの可能性が高いと思われ，またそれらの中でどの診断を優先すべきだろうか？

診断	可能性	優先度
	（1= そう，2= 可能性がある，3= 違う）	（1= 高い，2= 中等度，3= 低い）
境界性パーソナリティ障害	――	――
うつ病	――	――
双極Ⅰ型障害	――	――
双極Ⅱ型障害	――	――
物質使用障害	――	――
心的外傷後ストレス障害	――	――
睡眠障害	――	――
反社会性パーソナリティ障害	――	――
強迫性パーソナリティ障害	――	――

2. ローレンスの治療を引き受けるのを承諾する前に，あなたは以下のよう

に対応すべきである。
   A．まず前歴を含む，きちんとした病歴を入手する。
   B．ローレンスに対する第一印象について検討する。
   C．この患者を理解するために，数セッションを費やす。
   D．目下の自殺計画について，そして過去の自殺企図の深刻さについて尋ね，安全対策を立案する。
   E．合意に基づく治療目標を定める。

3. ローレンスの薬物管理の責任を負うことに関して，あなたは以下のように対応すべきである。
   A．これまでになされた薬物療法の試みに対して慎重な再検討を加えた後に始めるべきである。
   B．BPDを治療する上で，異なったカテゴリーに属する薬剤が果たす役割に関する知識を必要とする。
   C．薬剤は治療において補助的な役割を果たすこと，そして予想される効果がどのようなものであるかに関する知識が必要である。
   D．薬物管理は精神療法から切り離して考えるべき業務である。

4. ローレンスが何について話したらよいかわからないと主張した時，あなたは以下のように対応すべきである。
   A．多くのBPD患者には神経認知的不全があり，そのために会話を始めることができないのだと理解する。
   B．まず彼の問題と密接に関連していることがわかっているテーマから検討していく。
   C．この患者が「喋れない」のは，自分の問題について語るのを回避するための防衛的な試みであると解釈する。
   D．沈黙を解決すべき問題であると見なすようにローレンスを誘い，その問題が持つ個々の側面を変化目標とすることができるかどうかについて調べる。

5. ローレンスの面接への気まぐれな出席ぶりと，その際の状況説明に対して，あなたは以下のように対応すべきである。
    A．面接に来ないと，治療が役立ちにくくなるとローレンスに告げる。
    B．彼を取り巻く状況に生じた問題に対して同情し，診察は次回にしましょうと言う。
    C．診察の予約を入れる日程あるいは頻度を変更することを検討する。
    D．彼を取り巻く状況に生じた問題が心配であると述べた上で，それらの問題に彼がより適切に対処するための手助けができるかどうかを尋ねる。
    E．彼がすっぽかした面接に対して，診察料を請求する。
    F．一応は15分から20分待った上で彼に電話をかけ，残りのセッションを電話で行う。
    G．何もせず，次のセッションで取り上げるべき問題とする。

6. 予期せざる治療の中断に，あなたはどう対応すべきだろうか。
    A．数カ月前には絶望的な状況にあったこと，彼が頻繁に面接をすっぽかしたことを考慮するなら，計画を決定する前に慎重に検討するよう彼に求める。
    B．欠席するなら，彼が治療に期待するような進歩を遂げるのはとても無理だろうと告げる。
    C．そのことで仰々しく騒ぎ立てることはせず，彼が連絡を絶やさぬよう促す。
    D．治療を始めた時には，いかにも治療を切望するような様子だったのに，それと今回彼がスキーに出かけてしまうことは，どう折り合いがつくのかあなたには理解できないので，そのための手助けをしてくれるよう彼に求める。

7. 治療が進んでいるかどうかを心配しているとローレンスに告げるのは適切だろうか。
    A．必要ないし，治療同盟に対して有害な影響を与える恐れがある。
    B．彼が期待されるような改善を示してこなかったという，もっともな懸

念を反映したものである。
   C．有益な手法である。

8. 治療を高く評価するようなローレンスの主張を，あなたはどのように理解し，対応すべきだろうか。
   A．彼は罪悪感を抱いており，あなたを宥（なだ）めたいと思っているのだろうと考える。なぜなら治療を欠席すること，宿題をやってこないこと，近々スキーに出発する予定であることに対してあなたが怒っているのに気づいていたからである。あなたが怒っているのではないかと彼が心配しているかどうかについて尋ねる。
   B．恐らく彼の言ったことは正しいのだろうと考える。あなたは自分が思っていたよりも「暴風に対する頼みの綱」として役立ってきていたのである。あなたは頷くことにより，彼の発言を受け入れたことを示す。
   C．あなたはこの主張を理解し難いと考え，それについてより理解するための手助けをして欲しいと依頼する。

第2部：判断ポイント9－14

9. 長年にわたり改善されなかった（そして彼の過去半年にわたる治療の間に，時折注目されるにすぎなかった）ローレンスのマリファナ依存に対して，あなたは以下のような対応をする必要がある。
   A．引き続き心配しつつも，患者がこの問題を治療の中で取り組みたい優先事項と見定めるまで待つ。
   B．この問題を優先させるよう患者に勧める。
   C．この問題に対して，彼に日記をつけるよう促すことにより，そして評価を行うためにセッションの中で話題として持ち出すことにより，さらに注目するように努める。
   D．マリファナに依存することのプラスとマイナスについて探究する。

10. 以前から抱かれていたPTSDの疑いを裏づけるような形で，ローレン

スが過去の心的外傷に関する生々しい話を打ち明けた後に，治療者は以下のように対応すべきである。
　A．それがどれほど身の毛もよだつような体験であったかについて寄り添う（validate）。
　B．このような重要な事実を打ち明けたことで，修正体験的な「やり通し（working through）」が可能になったと評価し，さらに多くを話すよう彼に促す。
　C．治療において探究的な面を減らし，より支持的な姿勢を取り入れる。
　D．心的外傷が彼の不眠／悪夢や，怒りに関する問題において果たしている役割に関する心理教育を重視する。

11．彼は自伝を書くという宿題をして来ない。それに対して対応するかどうか，また対応するとすればどのように対応したらよいのだろうか。
　A．あなたが彼の人生を理解できるようになる上で，この宿題がどれほど重要であるかを強調する。
　B．させるのを諦める。もし彼が宿題をしたいと思うなら，あるいは宿題をしたいと思った時には，やるだろうと考える。
　C．宿題ができるように彼を手助けすると申し出る。

12．過去に体験した心的外傷を統合する必要性をローレンスに強く説いて，集中度の高い夏期講習に参加するよう提案すべきだったのだろうか？
　A．その通りである。そのような統合がなされないと，彼は職業上の機能障害や，夫あるいは父親としての機能の障害に直面することになる。
　B．そうではない。彼はまだそのような統合を引き受ける気構えができていない。またそのために要求される努力は，現在進行している自然な成熟や発達のプロセスをより一層妨げる可能性がある。
　C．今が着手するのに最善の時期であるかどうかについて，そしてそれが彼の生活にどれほど影響を与えるかを予測するあなたの能力に関して，相応の条件をつけた上でなければ，心的外傷の統合という作業は奨励されない。

13. あなたが家族行事のために出かけようとしている時に，窮地に陥ったローレンスが電話してきたことに対して，以下のように対応すべきである。
   A．手短に傾聴してから，残念ながら今あなたは彼と話すことができないけれど，次のセッションでこの問題について検討するのを楽しみにしていると告げる。
   B．彼が自分の問題を吐き出すのを，辛抱強く傾聴する。
   C．電話してくれたのは嬉しいと彼に知らせる。

14. 実家に戻り，あなたを必要に応じて治療者として確保しておくというローレンスの計画に対して，あなたは以下のように対応すべきである。
   A．治療が相当に進んだという結論を下す。彼の計画を受け入れてかまわない。
   B．継続的に治療に関わることについて態度を決めかねているという結論を下し，このことについて検討するよう要請する。
   C．異なった治療アプローチの方がうまくいく可能性があるかどうかについて検討してみるよう勧める。

第3部：判断ポイント 15－19

15. ローレンスの治療の集中度をどのように高めるかについて検討する際に，あなたは以下のように対応すべきである。
   A．BPDに対する特異的な治療に切り替えるよう勧める（例えばDBT，メンタライゼーションに基づく治療［MBT］，あるいは転移焦点化精神療法［TFT］)。
   B．BPDに対するエビデンスに基づく治療について学び，どの治療を受けたいかを決めるよう促す。
   C．利用可能な選択肢について検討し，それぞれの潜在的価値を彼が判断する手助けを行う。
   D．集団療法を付け加えることの意義について強調する。

16. コンサルテーションを行った専門家がこれらの結論に達したところで，あなたは以下のように対応すべきである。
   A．それらの結論に対するあなたの印象について，率直にローレンスに告げる。
   B．それらの結論に対するあなたの印象についてもっと考えてみたいし，何らかの結論を出す前に彼を担当するセラピストと，それらについてもっと検討してみたいとローレンスに告げる。
   C．それらの結論に対するあなたの印象をローレンスにいくつか述べた上で，他の印象については口を閉ざす。

17. 心的外傷になるような強姦の記憶が蘇ってきたのに対して，あなたは以下のように対応すべきである。
   A．もし打ちのめされたように感じたなら，救急診療部を受診するよう勧める。
   B．どうすれば彼の役に立てるかを尋ねる。
   C．たとえ意図せざるものであったとしても，彼はこれまで回避してきた問題に直面し始めているという指摘を行う。
   D．カウントエクササイズ，運動，朗読，あるいは彼の気を逸らす可能性があるものであれば何でもよいからやってみるよう彼に勧める。
   E．彼の身の安全について尋ねる。
   F．恋人か他の誰かが，彼が助けを求めることに応じられるかどうかについて尋ねる。

18. 引っ越しをしたいというローレンスの意向に対して，あなたは以下のように対応すべきである。
   A．治療を止めることの影響について尋ねる。
   B．治療を止める前に，まず彼の身に最近起こった変化を統合し，それらの変化が持つ回復力を立証するべきであると提案する。
   C．彼が示しためざましい改善を賞賛し，彼の成功を確信していると伝える。

19. ローレンスと治療者との間の関係を，あなたはどのように理解するだろうか。
   A．面接の予約をすっぽかしたことについて，最初に彼を追求しておく必要があった。
   B．新しい治療者の診察を受けることに抵抗したのは，彼が現在の治療者との関係を終わらせることができないのを反映したものである。
   C．治療者は涙ぐむのを抑制すべきであった。
   D．治療者は代理親としての役割を果たした。

解　説
第1部：判断ポイント1－8

1．明らかに情報が不充分ではあるが，診断し得る障害としてはどのようなものの可能性が高いと思われ，またそれらの中でどの診断を優先すべきだろうか？

（第6章の「併存症」を参照）

診断	可能性	優先度	注釈
	（1＝そうである，2＝可能性がある，3＝違う）	（1＝高い，2＝中等度である，3＝低い）	
境界性パーソナリティ障害	1	1	怒り，自傷，助けを求めている
うつ病	2	2	
双極Ⅰ型障害	3	3	躁状態や高揚気分がみられた証拠はない
双極Ⅱ型障害	2	3	
物質使用障害	1	2	目下の機能不全を引き起こしているなら最優先になる
心的外傷後ストレス障害	2	2	悪夢，過覚醒はPTSDを思わせる

診断	可能性	優先度	注釈
睡眠障害	2	2	PTSD あるいは状況と関連している？
反社会性パーソナリティ障害	3	3	
強迫性パーソナリティ障害	2	3	衝動性が高すぎる

2．ローレンスの治療を引き受けるのを承諾する前に，あなたは以下のように対応すべきである。

（第4章を参照）

A＝2：病歴と前歴を入手するのは望ましいことではあるが，多大な時間を必要とするし，入院後に紹介されてきたこの患者がそうであるかもしれないように，時には実現不可能である。

B＝1：この対人関係は現実的なものであると同時に職業上のものである。もしあなたが患者に嫌悪感を抱いたり，患者との関係があまりにも不安に感じられるようであれば，用心深く治療を始めた方が賢明である。

C＝2：これはよい考えではあるが，早急に施設（例えば入院環境）を紹介する必要に迫られることによって，そしてあなたの治療を受けたいと言い張った後だけに，ローレンスが拒絶に対して過敏になっている可能性が高いため，多くの場合は難しい。

D＝3：ローレンスが積極的な自殺傾向を持つと見なす理由はない。積極的な自殺傾向が認められない以上，この問題に重きを置くのは敏感に過ぎる。しかも困ったことに，あなたの役割は安全管理に偏ってしまう恐れがある。

E＝2：これはよい考えであるが，治療を始める際に必須というわけではない。目標設定は治療に対して責任を持つよう患者に促すことにはなるが，目標を設定すること自体が目標になってしまう可能性がある。

3．ローレンスの薬物管理の責任を負うことに関して，あなたは以下のように対応すべきである。

(第6章の「一般的指針」「薬剤の選択」、第7章の「治療を分担する根拠」「他の治療様式を選択する」を参照)

　A＝3：原則的に言うなら，この方針は概して好ましいものではある。しかし簡単な投薬計画の管理という，比較的単純な作業を行うBPD患者の場合には，そのような投薬の再検討は，より重要な問題から注意を逸らすと共に，誤解を招くような点を強調して伝えることになる可能性がある。実践的であることを忘れないようにすべきである。投薬歴が揃うのを待ち受けるのは治療を遅らせ，避けられたはずの厄介な問題を引き起こす可能性がある。

　B＝2：そのような知識は有益である。ただしそれが重要なのは，患者に副作用が生じた場合，あるいはあなたが薬剤を変更する上での助言を求めているか，どうしても変更したいかのいずれかの場合だけである。

　C＝1：その通りである。薬剤に中心的な役割を与える，あるいは強力な効果が得られるという望みを患者に与えるのは，必ずと言ってよいほど有害である。用心深い実証的なアプローチをすることが望ましい場合が多い。

　D＝3：多くの場合，これらの治療様式はたやすく結びつけることができる。ローレンスの投薬計画は複雑なものではないし，彼にとって当面の関心事でもない。

4. ローレンスが何について話したらよいかわからないと主張した時，あなたは以下のように対応すべきである。

(第2章の「基本的な治療アプローチ」を参照。具体的な問題については，本文では取り上げられていない)

　A＝3：彼らには時に神経認知上の障害がみられるかもしれないが，そのような場合ですらBPDによくみられるこの問題が，それで説明がつくことは稀である。これは必ずと言ってよいほど心の中の，そして対人関係上の不安と関連した問題なのだ。神経認知上の障害に関する説明を持ち出したり，掘り下げていったりするのは治療の役に立たないだけでなく，その患者を，能力を身につける努力ができるし，そうするべき人物というよりも，むしろ

自分の障害の受身的な犠牲者の役割へと移行させてしまうことになる。

　B＝1：積極的であれ。これは話すことに関するBPD患者の問題が，おそらくその場の状況やあなたへの不安を反映している治療の初期段階において，とりわけ必要とされる態度である。もちろんこのアプローチは，ローレンスが喋らない理由を直接取り扱うような，あるいは直接解決するようなものではない。

　C＝3：この解釈が正しい可能性もあるかもしれないが，この患者をより防衛的にする恐れがある。「解釈」を遠回しに行うことだってできるのだ。この場合で言うなら，ローレンスが治療，あるいはあなたに対して不安を抱いているかどうかについて尋ねることによって，直接的ではない形で解釈を与えることが可能なのである。このような方法を採った方が，治療は進みやすいだろう。これは自分自身を内省することに患者を積極的に携わらせることになる。もしローレンスが自分にそのような不安があることを認めるなら，治療に関する教育を行い，彼を安心させるように努める。

　D＝2：このアプローチは，セッション開始にまつわる問題を彼自身の中にあるものとして，そして彼が取り組むことができるような問題として，治療に役立つような形で捉えている。しかし，この問題が目の前の状況や対人関係に由来したものであることを見逃している。さらに言うなら，ローレンスが現時点においてこのような共同作業に取りかかることはありそうにない。もしローレンスがさまざまな社会状況において似たような問題がみられると説明するならば，このアプローチがうまくいく可能性はより大きくなるであろう。そうでない限り，このようなアプローチは，時間がかかる割には喫緊（きっきん）の問題に関する話し合いができないかもしれない。

5. ローレンスの面接への気まぐれな出席ぶりと，その際の状況説明に対して，あなたは以下のように対応すべきである。
（第2章の「基本的な治療アプローチ」を参照。具体的な問題については，本文では取り上げられていない）

　A＝2：これはよいメッセージであるが，彼の羞恥心（自分は邪悪な人間

だ）あるいは怒り（あなたは批判的だ）を引き起こすかもしれない。まず最初になぜ彼が面接の予約をすっぽかしたのかという問題から取り上げていく必要がある。彼が予約をすっぽかした場合ですら，あなたは彼の役に立っていたのかもしれないが，治療が継続するかどうかは，それが役立っているかどうかによって左右されるのを常に頭に置いておくことは双方にとって有益である。

B＝3：これは受け身的でありすぎる。彼が面接の予約をすっぽかしたこと自体が対処すべき問題である。さまざまな状況説明が繰り返されるなら，それは「状況に由来するもの」ではありそうにない。

C＝2：患者が来院しない場合，一般的には面接の頻度を減らすのが賢明であるが，面接をすっぽかした理由を理解することの方が優先されることに変わりはない。あなたの「抱える」機能を維持するために，話し合った方がよいかもしれない問題を，患者が回避することには同意しないと伝えなければならない。診察の予約を入れる日程を変更することに関しては，あなたにとって不都合でない限りは，患者の都合に合わせるよう心がけ，もし不都合であればそのように伝えるべきである。

D＝1：この対応は彼がセッションを休んだことを真剣に受け取り，セッション外の生活に対して強い関心を示している。それらの状況を「より適切に」乗り切るという，デリケートな問題をどのように取り上げるかが重要である。もしより適切にふるまうというのが，あなたが期待することとして課せられるなら，患者の中には批判されたと感じて一層防衛的になる者もいることだろう。もしそれが問題を解決しようという誘い（「～をするための方法を検討するお手伝いをしましょうか？」）として提示されるなら，その介入はおおむね報われることだろう。

E＝2：これは面接のすっぽかしは患者の責任であり，あなたの時間を貴重なものであると見なす限りにおいて良い考えである。ただし患者はこのような対応がなされることを覚悟しておく――ほとんどの場合に保険会社はこの料金を給付の対象とはしないだろうという事実も含めて――必要がある。

F＝3：これは面接予約のすっぽかしを強化する恐れがあり，患者はそれに対してほとんど責任を取らなくてよいとほのめかすことになる。

G＝1：ほとんどの場合にはこれが最善の策である。これによって失われたのは患者の利益ではないだろうか？

6．予期せぬ治療の中断に，あなたはどう対応すべきだろうか。
（第2章の「基本的な治療アプローチ」を参照。具体的な問題については，本文では取り上げられていない）

A＝1：これは話し合ってよいことであるし，あなたが心配しており，治療に積極的に携わっていることをきちんと伝えることになる。
B＝3：このような対応をすると，患者はあなたが支配的であると感じやすい。これは程よい精神科マネジメントが，「きちんと生きる」ことを重視するのと対照的な対応であり，患者が治療に依存するのを促してしまう可能性がある。
C＝2：面接を欠席するのを危惧していると伝えない場合，患者には，あなたが気遣ってくれていないと感じられるだろう。他方で過剰に危惧するのは「きちんと生きる」というメッセージと矛盾する。
D＝2：この対応は，自分の決断について検討してみるよう彼に勧めることになる。しかしこれは同時にあなたが彼の決断に賛成していないことを，良かれ悪しかれ伝えることになる。

7．治療が進んでいるかどうかを心配しているとローレンスに告げるのは適切だろうか。
（第2章の「基本的な治療アプローチ」「変化はどのようにして生じるか」と第4章の「治療の枠組みを設定する」を参照）

A＝3：BPD患者を治療する場合，治療が継続するかどうかは，その進展をこのように——ローレンスの治療を始めた時から計画されていたような形で——継続的に評価するかどうかに左右されることになるだろう。それは自己対象[訳注4]的な形の関係性を傷つけるかもしれないが，協働的な作業同盟を確立し維持する上で役立つ。

B＝2：予想されたように，彼の急性期の症状，苦痛の程度，そして自殺行為／自傷行為は減少してきている。さらにあなたは患者に好意を抱いており，患者から好意を持たれていると感じている。しかしながら治療上の課題に対するローレンスの注力や関わりの仕方は曖昧なもので，せいぜい両価的というところだ。彼は以前に行われた話し合い，あるいは学んだ教訓について検討した形跡がほとんどない。したがってこれらの基準からみて，彼に対して治療の持つ価値という問題を提起するかどうかはどちらでもよいことである。
　C＝1：プラスの変化が生じるという予測は，最初の話し合いの中の重要な要素であった。お互いに満足している治療では，変化が生じているかどうかが見過ごされやすい。治療がどの程度進展したかについて，患者と共同で検討することが望ましい。

8. 治療を高く評価するようなローレンスの主張を，あなたはどのように理解し，対応すべきだろうか。
　（第2章の「基本的な治療アプローチ」「変化はどのようにして生じるか」を参照。具体的な問題については，本文では取り上げられていない）

　A＝2：この説明が妥当である可能性はほどほどにあるから，解釈を質問という形で行うのがよい。しかしながらこの説明が正しかったとしても，彼はそのような不安を抱いているのを認めることができないかもしれない。さらに他の説明がつけられる可能性もあるのである。
　B＝2：この説明が妥当である可能性はほどほどにあり，そこからこのような対応がなされることになる。これはあなたを移行対象として用いるというGPMのモデルと合致する。彼は必要に応じてあなたに電話をしてよいことを承知していたのである。あなたは暗黙のうちに，欠かすことのできない，信頼できる人物であった。彼が思慮深さと自制を取り入れる上でのモデルを提供していたのである。しかし，例えばこの解説に対する対応Aといった，

訳注4）コフート（Kohut H）の用語。自己対象とは自己の一部であるように体験される対象のこと。自己と自己対象の関係の原型は，幼児と母親との関係にある。

他の説明も成り立つ可能性があるのを忘れるべきではない。

C＝1：これはあなたが彼の主張に興味を抱いていることを示しており，また彼に対して懐疑的な態度あるいは受容的な態度のいずれを伝えるものでもない。

第2部：判断ポイント9－14

9. 長年にわたり改善されなかった（そして彼の過去半年にわたる治療の間に，時折注目されるにすぎなかった）ローレンスのマリファナ依存に対して，あなたは以下のような対応をする必要がある。
（第2章の「基本的な治療アプローチ」を参照。具体的な問題については，本文では取り上げられていない）

A＝2：これが（あなたの知る範囲における）彼の社会的機能の妨げにならない限りにおいて，そしてマリファナ依存についてあなたが心配していることを彼が承知している限りにおいて，この寛容さは恐らく賢明であろう。マリファナはまだ彼が手放すことのできない，気分を安定させる作用を持っている可能性がある。

B＝3：この問題が彼にとって最優先事項とされるべきなのかどうか，彼が自分の依存症を改善したいと思っているかどうか，これが彼の社会的機能を深刻に障害しているかどうかは明らかではない。

C＝2：このような対応をすることにより，あなたの心配がはっきり強調され，彼のマリファナ依存はより自我違和的なものになるかもしれない。しかしこれは彼の生活に介入するものではないし，以前に出した宿題，あるいは受けるよう促した専門医の診察を，彼が実行に移すことがなかったという前歴を考えると，この問題に焦点を当てても効果はなさそうである。

D＝1：この，いわゆる動機づけ面接技法は，マリファナ依存というテーマを展開し，さらに注目するかどうかをはっきりさせることになる。またこれは，患者を治療に一貫して積極的に関わらせるというGPMの指針と合致するものでもある。

10. 以前から抱かれていたPTSDの疑いを裏づけるような形で，ローレンスが過去の心的外傷に関する生々しい話を打ち明けた後に，治療者は以下のように対応すべきである。
（第2章の「基本的な治療アプローチ」，第6章の「併存症」を参照）

　A＝1：その通りである。一般的に言うなら，そのような対応をするのは患者が自分の体験を認め，治療者によって理解されているという感じを抱く上で常に役立つ。
　B＝2：「やり通すこと（working through）」は可能ではある。しかし多くの場合，治療同盟が強固になり，治療外での患者の生活が安定するまで行われることはない。ローレンスの場合にはそのいずれも当てはまらないのである。
　C＝3：治療者の姿勢がすでに支持的であった場合，支持的な姿勢をさらに強めるのは患者にとって恩着せがましく感じられるか，あるいは自らを犠牲者として捉えるよう促すことになってしまう可能性がある。それらが与える影響は知らないうちに「やり通すこと」を妨げるかもしれない。彼のことを心配しつつも，好奇心は持ち続けるべきである。
　D＝1：これはよい考えである。このような介入をしておくことにより，後で「やり通すこと」が役立つ可能性があるのを，彼が理解する手助けをすることができる。

11. 彼は自伝を書くという宿題をして来ない。それに対して対応するかどうか，また対応するとすればどのように対応したらよいのだろうか。
（第4章の「治療同盟の確立」と「よくある問題」を参照）

　A＝3：患者に生じた一連の出来事と，それらの出来事がどのように関連しているかを知らない場合，時にセラピストが困惑するのはもっともなことである。しかし先に述べたように，この宿題はあなたのためである。もしローレンスが自分の人生に耐えられるなら，そして自分の人生に耐えられるようになるに連れて，あなたが彼の人生を理解できないという問題は解消される

であろうことに自信を持つべきである。

　B＝2：恐らくこれは正しいのだろう。しかしそうすると，あなたがこの宿題を実は重視していないと彼に伝えることになってしまう。

　C＝2：こうすることで，身の上話を筋道立てて書くことが重要であるというあなたの信念を明確に示すことになる。しかしそれは患者自身が治療に関して責任を担うという問題に抵触することになる。恐らくこの介入を行うに値するのは，この宿題——この場合にはローレンスの主立った生活上の出来事の履歴を書かせること——が，患者にとって役立つとあなたが思う場合に限られる。

12. 過去に体験した心的外傷を統合する必要性をローレンスに強く説いて，集中度の高い夏期治療プログラムに参加するよう提案すべきだったのだろうか？

　（第2章の「基本的な治療アプローチ」，第5章の「自己を危険にさらすような行動が今にも起こりそうな場合」を参照）

　A＝3：この心的外傷がいつまでも悪影響を与えるかどうかはわからない。それに加えて，より集中度の高い治療を受けることで，望んだ通りの統合が生じるかどうかもわからない。生活し成熟することが癒しをもたらす可能性がある。それに加えて，この問題に強くこだわるのは，彼がそれまでに改善してきたあなたとの関係を破壊する危れがある。

　B＝3：彼に統合を引き受ける気構えができているかどうかは，あなたにはわからない。彼は大学生としては歩を進めつつあったが，生活は依然として危機的状況や回避により妨げられているのである。

　C＝1：その通りである。

13. あなたが家族行事のために出かけようとしている時に，窮地に陥ったローレンスが電話してきたことに対して，以下のように対応すべきである。

　A＝2：それは妥当な対応であるかもしれない。しかし，ローレンスが成し遂げてきた大きな進歩を台無しにしてしまう。

B＝1：おおむねこれは，これまで他人に助けを求めるのが難しかったローレンスに対する最善の手法である。ほとんどの場合，困り果てた患者が初めて電話をしてきた場合には，辛抱強く傾聴するのが妥当な手法である。とはいうものの，あなたがしなければならない，家族行事と電話診察という，互いに矛盾する課題を十分に考慮する必要がある。

C＝1：このような特別扱いをしたとしても，この患者はそれを悪用する恐れはないことが，今のあなたにはわかっている。

14. 実家に戻り，あなたを必要に応じて治療者として確保しておくというローレンスの計画に対して，あなたは以下のように対応すべきである。

A＝3：彼は大学を卒業しており，より信頼できる恋人とつき合っている。しかし怒り，不安定な対人関係，そして過去の心的外傷に関してみられる継続的な問題は，将来への著しい足かせとなっている。彼の回避を問題にすべきである。

B＝1：その通りである。彼は多少なりとも治療に真剣に取り組む必要があるが，それを恐れてもいるのは明らかであるように思われる。

C＝1：これはよい質問である。この時点でこの話題を持ち出すのは，間違いなくよい考えであろう。彼は（例えばあなたのジェンダー，治療スタイルについてどう考えるかといった）答えることのできない問題をあなたが持ち出したのだと言うかもしれない。またこの質問は，そうでもしない限り決して口に出そうとはしなかったような治療の目標を，彼がはっきり表明するよう後押しする可能性がある。この質問によって，あなたが治療を中止したがっていると彼が感じる恐れがあるから，それと同時に治療を継続したいというあなたの気持ちを述べるべきである。

第3部：判断ポイント 15－19

15. ローレンスの治療の集中度をどのように高めるかについて検討する際に，あなたは以下のように対応すべきである。

A＝2：2年以上の治療を共に行った末に，この対応をするのはいささか

無謀である。新しい個人セラピストが治療に関わることになる限り，この提案は拒絶されることに対する不安を引き起すであろう。そうは言ってもTFP，DBT，そしてMBTはあなたが実践している治療を強化する手段ではあるから，彼にこれらの治療を受けることについて検討してみるよう促すべきである。

B＝3：これはエビデンスに基づく治療を実際に受けられる可能性が高いと言っているわけではない。さらにそのいずれを選択するにしても，それはあなたがそれぞれの治療の専門家たちと共同で治療を行う能力と，彼らの技量に関するあなたの評価を考慮に入れた上でなされるべきである。同様にローレンスの決定もまた，あなたがどの治療法を推奨するか，そしてそれはなぜかを告げた上でなされるべきである。例えばDBTは，体系的にものを教わることに心地よさを覚える，危険な自傷行為を繰り返す患者に最も適しているかもしれない。それに対してTFPは安定した職に就いており，遠慮のない物言いが必要な患者に最も適している可能性がある。

C＝1：それらの選択肢は，通常は全く別々に行われるものだろうし，その中に有能な臨床家によって行われるエビデンスに基づく治療が含まれることはごく稀だろう。治療の選択に患者を関わらせるのが得策であることが多い。

D＝1：その通りである。これはほとんどの場合に最も費用対効果が高い補足的な治療様式である。この提案は患者から反対されるのが常だから，しつこいくらい強く勧め，そのメリットを説明する必要がある。

16．コンサルテーションを行った専門家がこれらの結論に達したところで，あなたは以下のように対応すべきである。

A＝2：これはコンサルテーションを依頼した患者から見れば望ましいやり方であることが多いが，この場合には厄介な事情がある。なぜならこのコンサルテーション結果は同僚（プライマリセラピスト）によってもたらされたものであり，この同僚は依然としてこの患者の治療に関わっていたためである。またそのセラピストに忠実に従うなら，それまでは検討されたことのない，患者を極めて不安定にするような治療様式（すなわち表出的な治療）

を始めるという提案がなされることになるためである。

　B＝2：この概して保守的なアプローチは患者を失望させるであろうし，このコンサルタントの権威を損なうことになるであろう。いくつかの結論は安全に開示することができる（例えば著しい改善について，治療により多くの力を注ぐようになったという賢明さについて，そしてプライマリセラピストとの関係が貴重なものであったことについて）。

　C＝1：選択肢AとBに関してこれまでに行った解説から，当然この結論が導かれることになる。

17. 心的外傷になるような強姦の記憶が蘇ってきたのに対して，あなたは以下のように対応すべきである。

　A＝3：この対応は入院させられることに対する彼の不安を増悪させるだろうし，これまで彼に取り組むよう促してきたさまざまな問題について，あなたが手助けする能力あるいは意思がないことの現れであると受け取られるだろう。

　B＝1：この対応は彼が治療の主体であることを強調したものである。すなわち自分の身の安全を守ることに積極的に取り組むよう要請しているのである。

　C＝1：その通りである。あなたはこのような記憶が蘇ってきたことについて彼を応援したいのではなく，彼が進歩している可能性があることに気づかせたいのである。

　D＝2：この対応が役立つ可能性もあるが，補助的な方法としてなされるべきである。ローレンスはこれまでこれらの記憶を回復し，統合するのを回避してきたにもかかわらず，今や治療の集中度を高めるのに熱心に取り組んでいるということは，これが好機であることを意味しているのである。

　E＝3：取り乱しているのを自殺傾向と同一視するのは，ほとんどの場合には有害である。ローレンスにはこれまでそのような危険を示すような兆候は認められていない。

　F＝1：その通りである。治療以外の支援を利用する手配をするのが，ローレンスの第一の方策とされるべきである。

18. 引っ越しをしたいというローレンスの意向に対して，あなたは以下のように対応すべきである。

　A＝1：これは彼が治療を止めることに対してどの程度の心構えができているかを評価する上だけでなく，治療の終結過程を始める上でも決定的に重要である。

　B＝2：これは話題として取り上げるのによい質問ではあるが，彼の引っ越しを思いとどまらせるためのよい質問でもある。なぜならこの質問の曖昧さは「きちんと生きる」というメッセージと背馳(はいち)するものだからである。

　C＝3：最近彼に生じた変化を賞賛するのはよいが，彼が提案している引っ越しがうまくいくとあなたが確信するのは，彼がこれから出くわすことになるさまざまな障害について検討するのを妨げるだろうし，もし成功できなかった場合に，彼は過剰な挫折感，そしてあなたが助けにならないという感覚を抱くことになるだろう。

19. ローレンスと治療者との間の関係を，あなたはどのように理解するだろうか。

　A＝2：ローレンスがこのことを記憶に止めており，それに言及しているのは，彼にとってそれが重要であったことを明確に示している。ただしこのようなことがなくても，彼があなたに愛着を示し，治療に関わるようになっていった可能性はある。

　B＝3：この答えはネガティヴに過ぎる。このことが示しているのは，以下のような現実認識である可能性の方が高いように思われる。すなわち彼に生じる生活の変化は，彼のエネルギーの大半を費やすようなものになるであろうこと，新しいセラピストとして誰が来ようが，現在の（過去の）セラピストの方が彼にとってより役立つであろうこと，そしてこの（あなたという）治療資源がまだ残っているのに彼が気づくのを早める上で役立つであろうことである。

　C＝3：とはいえ専門家として，このことを気にかける者もいるかもしれない。ローレンスにとってこの涙は，これまでのセラピストとの関係が現実のものであったということを確認するものであるにすぎない。

D＝2：これまでセラピストが彼を安定させ，教え導き，愛するという，よい親につきものであると考えられている役割を果たし，これらが修正体験となってきたのは間違いない。しかしこのセラピストは，その見識と気遣いに対して報酬を受け取る，雇われた専門家でもある。これは親の役割とは相反するものである。

症例6　メラニー：治療の分担の失敗

この症例は第7章について説明したものである。

この症例では治療の分担が突然打ち切りになっている。この症例は治療に対する患者と治療者双方の貢献について，治療同盟について，そして理想化された転移が持つ効果とその限界についての教訓を示したものである。

症例エピソード

あなた（A医師）がメラニーに行った，力動的指向性を持つ治療は実り多いものであった。その治療は，あなたに対する愛着と依存が強まるだけでなく，危険な性行為や薬物を摂取した状態で運転をするという，危険性の高いエピソードが絶え間なく続くという特徴を示すものであった。間近に迫っていた3週間の休暇に備えて，あなたはメラニーの治療をB医師に肩代わりしてもらう手はずを整えた。B医師は行動療法的な指向性を持った経験豊かな女性の同僚であり，以前にもメラニーを診たことがあった。あなたが留守にしている間に，さまざまな技能を重視したB医師との治療は順調に進んだ。あなたが休暇から戻ったところで，彼女に対する支援を強化し，技能課題をさらに行うために，メラニーはB医師の診察を引き続き受けるべきであるということで合意した**［判断ポイント1］**。

治療を再開してから間もなく，メラニーは母親が行った残酷な言語的虐待のエピソードについて話し始めた。あなたはその話題について話すよう後押しした。しかし，セッションの中でより詳細に話すよう求められたところで，彼女は急に脅え始め，それから黙りこくって，これ以上話すことはできないと首を横に振った。あなたはそれに同情した上で，「今，ここで何が起こったのでしょう？」と問うた。彼女はあなたが自分の話したことを，彼女の姉妹に言いつけるかもしれないと思ったと言った。驚いたあなたは「私がそんなことをするわけはないでしょう？」と尋ねた。彼女は首を横に振ると，もう帰りたいと言った。彼女が次のセッションをすっぽかし，電話にも出なかったので，

あなたはB医師にそのことを報告した。

　メラニーはその後B医師に対して，再びあなたの意図についての疑いを引き合いに出して，もうあなたのところで診察を受けるつもりはないと語った**[判断ポイント2]**。B医師は，メラニーのあなたに対する疑いについて寄り添う（validated）ことも，疑問を挟むこともしなかった。彼女はあなたと話して，恐怖感に直接取り組むようメラニーに促した。メラニーは「まあそのうちに。でも今はあの先生のところに行って診てもらうのは安心できません」と返事をした。B医師が同じ忠告を繰り返すと，メラニーは怒り始めた。メラニーの腹立たしげな抵抗の前にB医師は譲歩し，その結果プライマリ治療者としての役割を暗黙のうちに（黙って）引き受けることになった**[判断ポイント3]**。

　数週間後にあなたは何が起こったのかを知ろうとB医師に電話した。B医師は「メラニーの被害妄想的な反応」と自ら名づけたものについて，そしてメラニーがそれについてあなたと話し合うのを怒って拒否したことについて詳しく説明した。あなたはメラニーのいつまでも続く疑いに驚きを隠せなかった。またメラニーの治療において真の前進であるように思われていたものが，突然打ち切りになってしまったのは残念だと述べた（内心では，B医師はあなたの潔白を主張しないことで，あなたを忌避する患者と結託していると思っていた）**[判断ポイント4]**。あなたはB医師に対して，メラニーの安全は，治療の分担を行った方がよりよく管理できると今でも思っていると忠告した。あなたはそれに付け加えて，B医師にコンサルテーションを受けるよう促した。B医師は，自分はこの患者を1人で診ることに対して特に心配してはいないと述べた。そしてコンサルテーションを受ける前に，もっとしっかりとした治療同盟を築く必要があると付け加えた。

　6カ月後，この患者は依然としてB医師の治療に定期的に通院し，彼女の運営するグループに参加していた。メラニーがあなたの診察に，あるいは言語的虐待という主題に立ち戻ることはなかった。B医師があなたと連絡を取ることはなかった。あなたがメラニーについて尋ねると，B医師は依然としてあなたに対して被害的であると報告した。どうしてこんなことになったのだろう？**[判断ポイント5]**

　振り返ってみれば，この治療の分担はいくつかの理由で失敗に終わったのである。第1にB医師が治療に加わった際に，治療契約（すなわちプライマリ臨床家としてのA医師の役割と，治療者間で率直なコミュニケーションを行うことに関する契約）が明確にされていなかったことが挙げられる。第2にメラニーがA医師に対して抱いた，本質的には被害妄想的な恐れに対してB医師が異議を唱えなかったこと，そして彼女がA医師の役割を引き継ぐことについて（メラニーが同席するか否かにかかわらず）A医師と話し合お

うとしなかったし，（メラニーが了承するか否かにかかわらず）外部の専門家からコンサルテーションを受けようともしなかったことにより，治療の分担構造を維持できなかったことが挙げられる。この症例は，治療の枠組みを確立すること，そしてそれを維持することの失敗に対して，そうした患者がどのような影響を与える可能性があるかを説明したものである。上記のような形で治療の分担がうまくいかなかった場合，患者は非難されるべきなのだろうか？

判断ポイント：別の対応
(1= 役立つであろう，2= 役立つ可能性はあるが，常に留保をつけた上でのものである，3= 役立たない，あるいは有害ですらある)
解説に関しては次の小項目を参照。

1. 現在進行中のメラニーの治療に対して，B医師を加えるのに合意したのは
   A．分裂（splitting）を引き起こした。
   B．治療の組み合わせとして不適切であった。
   C．誰がプライマリ治療者であるかを含めた，役割の明確化が必要であった。
   D．一方のセラピストは精神力動的指向性を持ち，もう一方は行動療法的指向性を持っていたから，もともと問題があった。

2. メラニーがあなた（A医師）に不信感を抱いており，もう会いたくないとB医師に告げた時，B医師は以下のように対応すべきであった。
   A．この状況についてあなたと話し合うことの許可を患者に求める。
   B．メラニーが疑ったことについて，あなたと直接話し合うよう勧める。
   C．メラニーがあなたに関してそのような判断を下すきっかけとなったのは何かについて探究する。
   D．彼女は正しいのかもしれないが，それは彼女とあなたとの間の問題であると告げる。

E．中立を保つ。あなたを庇(かば)うことも，彼女の非難に寄り添う（validate）こともしない。

3．メラニーが腹立たしげにあなた（A医師）と話し合うのを拒否した時，B医師は以下のように対応すべきであった。
  A．患者がB医師に対して被害妄想的にならないように，この主題について議論するのを止める。
  B．彼女は大きな過ちを犯しており，あなたとこのことについて話し合うことにより，多くのことを学べる立場にいるとメラニーに告げる。
  C．B医師が治療上の変更を受け入れることができるのは，この問題について検討し，あなたから同意が得られた場合だけであるとメラニーに告げる。
  D．B医師はこの変更を快く受け入れるし，かつて担っていたプライマリセラピストとしての役割をもう一度担うとメラニーに伝える。

4．メラニーにはあなたと会う意思はないとB医師が告げた時，あなたは以下のように対応すべきである。
  A．この患者があなたに会いに来るまで，治療を一時中断するようB医師に要請する。
  B．たった1人しか対応する治療者がいないのは心配であると，メラニーの安全性に関するリスクを指摘する。治療に加わってくれるようあなたが促したのは，それらの安全性に関するリスクを心配したためであったことをB医師に思い出させる。
  C．あなたと一緒に面接を行うとB医師が主張するよう提案する。
  D．B医師の幸運を祈る。
  E．コンサルテーションを受けるまで，プライマリセラピストの役割を引き受けるかどうかについて結論を下さないようB医師に告げる。

5．振り返ってみれば，彼女が治療から脱落した時点において，あなたかメラニーとの間に築いていた治療関係についてどのようなことが言えるだろ

うか？（1＝その通りである，2＝部分的にそうである，3＝そうではない）。

A．良好な作業同盟が構築されていた。

B．あなたは良好な契約同盟を構築していた（すなわちメラニーとの合意に基づいて設けられた，治療上の役割や治療目標があった）。

C．あなたが作り上げた治療同盟や彼女が示した治療上の進歩は，理想化された転移に依拠したものであった。

D．あなたは説明のつかない転移反応によって，この治療から「分裂（split）」させられたのである。

E．B医師は，メラニーに異議を唱えるのを積極的に回避することで，これまでと同じように不安定な理想化された転移を引き継いでしまったのである。

解　説

1．現在進行中のメラニーの治療に対して，B医師を加えるのに合意したのは

（第7章の「治療を分担する根拠」および「他の治療様式を選択する」を参照）

A＝3：そうではない。治療の分担はほとんどの場合にはうまくいく。うまくいくかどうかは，治療の分担に対して適切な構造化がどれほどきちんとなされているかによって完全に決まる。

B＝2：治療者は双方ともに個人セラピストであった。したがって彼らの役割は重複しがちであり，第2の個人セラピストを加えることの相対的な費用便益は，他の治療様式を加えることに比較すると限られたものであった。しかしながらこの症例の場合，これらのデメリットは双方の治療スタイルがそれぞれ独特のものであったことによって，また患者がB医師をよく知っており，安心して診てもらうことができたことによって，ある程度は埋め合わせができるものであった。

C＝1：間違いなくそうである。同僚同士の場合でも，役割をはっきりさ

せ，意思の疎通を明確にしておくことは有益である。

D＝3：異なった指向性を持つ治療は，相補うものであり得る。それが問題となるのは，臨床家がお互いについて，そしてお互いのやっていることについて理解し，尊敬し合うことがない場合だけである。

2．メラニーがあなた（A医師）に不信感を抱いており，もう会いたくないとB医師に告げた時，B医師は以下のように対応すべきであった。

（第7章の「治療を分担する根拠」および「よくある問題」を参照）

A＝3：このような話し合いは，治療の分担を行うにあたって必須のものとされるはずの前提条件である。この話し合いをするかどうかを，患者に決めさせるべきではない。

B＝1：その通りであり，これが基本的対応である。葛藤を修正し，修正体験の機会を与える際に，積極的な役割をメラニーに担わせるのである。

C＝1：これは間違いなくよい考えであり，あなたに対する疑いが正当なものかどうかについて，B医師と患者の双方が評価できるようにする目的でなされる介入である。B医師はコンサルタントあるいは結婚カウンセラーのように振る舞うことになる。

D＝3：この発言はB医師が，メラニーの疑いは妥当なものであると考えていることを示している。この対応では患者があなたと話をする可能性は低くなってしまうだろう。

E＝1：これは最初に取る姿勢としてはよいものである。しかしながらB医師がメラニーの恐れを現実的なものと考えてはいないのなら，それに続いて対応Cを行う必要があるし，もし必要なら彼女とあなたを交えた合同面接を提案する。

3．メラニーが腹立たしげにあなた（A医師）と話し合うのを拒否した時，B医師は以下のように対応すべきであった。

（第7章の「よくある問題」を参照）

A＝1：あなたに会うのを拒否するのを，B医師が承認しているわけではないことを患者は心得ておくべきである。しかし彼女の抵抗が激しくなっていく場合には，引き下がるのが最善である。

　B＝1：この問題について話し合うのは，患者が自らの恐れを検証し自己主張を行う貴重な機会を与えるという説明を行った上で，そのような話し合いを率直かつ明確に後押しするべきである。

　C＝1：この発言は治療の分担が制定された枠組みに準拠したものであり，治療者間にどのような喰い違いが生じることをも積極的に阻止していくというものである。これは恐らくこの患者が求めていることでもある。もしそうなら，このような対応ができない場合，「お目当ての」（理想化された）治療者を失わないようにするために，BPDの患者はそのような疑いを切り離して（split off）おかなければならなくなる。

　D＝3：メラニーがそのような安心感を与えるような言葉かけを求めているとB医師は考えるかもしれないが，それは直ちにこの患者の分裂（A医師が『すべて悪い』人になり，B医師が『すべて良い』人になる）を成立させることになる。これを引き起こしたのはメラニーであると言うのはたやすい。しかしそう判断してしまうとB医師が，メラニーに誤った情報を伝えるという形で，極めて重大な役割を担ったのを見過ごすことになるだろう。

4．メラニーにはあなたと会う意思はないとB医師が告げた時，あなたは以下のように対応すべきである。
（第7章の「よくある問題」を参照）

　A＝2：この対応はあなたの本来の責務に関する合意を守るものであるが，もしメラニーが本当にあなたに対して被害妄想的になっているとするなら，この危うい患者を治療者なしで放置するという非常に大きな危険を冒すことになる。

　B＝1：この対応は理にかなった，同僚としての忠告である。

　C＝1：これは適切な治療の分担構造を支持するような，望ましい計画で

ある。

D＝3：あなたが同意していない治療者の変更に，異議を唱えた上で行われるのでない限り，この対応は相手の言いなりということになってしまうだろう。

E＝1：こうすれば，メラニーが現在受けている治療を中断しなくても，あなたの治療の中止について公式に承認するのを遅らせることができる。コンサルテーションを受ける医師は，A医師とB医師が共に同意できるような人物でなければならない。

5．振り返ってみれば，彼女が治療から脱落した時点において，あなたがメラニーとの間に築いていた治療関係についてどのようなことが言えるだろうか？（1＝その通りである，2＝部分的にそうである，3＝そうではない）。

（第4章と第7章を参照）

A＝3：このような，より高度の治療同盟が成立していたなら，たとえ疑惑を抱いていたとしても，彼女はあなたと共に診察室に止まることができたであろうし，その疑惑を治療の中で検討すべき症状と見なすことができたであろう。たとえB医師が助長していたとしても，この患者にそれができなかったのは，彼女がこのような形の治療同盟を作り上げることから，いかに程遠かったかを証明するものである。

B＝2：この患者は，これらの問題について議論を戦わせることなしに，治療上の共同作業を行ってきたのである。振り返ってみれば，彼女のプライマリ治療者としてのあなたの役割や責任は，この患者あるいはB医師のいずれにとっても明確にされてこなかったのである。

C＝1：その通りである。治療関係にこのような特徴があったために，彼女は核心的な問題を，あまりにも安易に手がける気持ちになったことは間違いない。それは本質的に脆弱なものであり，あっけなく終わりを迎えたのである。

D＝1：その通りであり，このような事態が生じたのである。そしてあな

たもB医師も共にそれを解明できてはいない。振り返ってみれば，母親の攻撃について検討したことが，あなたが彼女に同じようにするだろうという恐れを引き起こしたのかもしれないが，よくわからない。また治療契約がきちんと作られておらず，B医師が力を貸さなかったことが，あなたが「治療から分裂させられた」ことに関与していることも見失ってはならない。

E＝1：その通りである。この転移がこれまで維持されてきたのは驚くべきことである。ひょっとすると検討されることのなかったジェンダーにまつわる問題も，このことに一役買っていたかもしれない。

症例7　ジル：ここにいる誰かがBPDに罹っている

この症例は第7章「家族介入」について説明したものである。

BPDに罹患しているメンバーを抱えた多くの家族が絶えず経験している悲痛な疎外感は，子どもが示す怒りに満ちた過敏さと，後手に回った一貫性のない親業の双方によって引き起される。この症例では治療者がそのような行き詰まりを打開するための方法を模索している。

症例エピソード

不安な表情を浮かべた中年の両親が，19歳になる娘（ジル）を治療のためにあなたのもとへ連れて来た。ジルが長年にわたる自傷行為，物質乱用，危険な性行為，そして過食についてしぶしぶ説明している間，両親は静かに耳を傾けていた。それに続いて，両親は自分たちのこと，そして知的障害を持った妹のことで頭が一杯で，必要な心配りをしてくれなかったと述べていくうちに，ジルは次第に怒り始めた。彼女が小学校の頃に，カッとなって何回か叩いたことがあると，父親が後ろめたそうに告白すると，ジルはいくらか落ち着いた。しかしその後母親が，ジルとの間に生じた暴力的な諍い——それは母親が911（緊急通報用電話番号）に電話するきっかけとなったものだが——について説明すると，ジルはそれを遮って「喧嘩になったのはお母さんのせいでしょ！」と主張した。両親は力なく顔を見合わせてからあなたの方を見た。しばらく黙り込んでから，両親は自分たちがどれほどジルを愛しているかを語った。そしてあなたが勧めることであればどんなことでもすると約束した。その代わり「お願いですからどうか娘の治

療を引き受けてください。彼女にはあなたが必要なんです」と両親は述べた。家族の中に極度の緊張状態がみられることは明らかであった。しかし，あなたはジルの活発さが気に入ったし，両親の無力さに同情心を抱いていた。あなたは試しにジルを毎週診察してみることに同意した。あなたは両親に家族支援グループに参加してみるよう勧め，その連絡先を教えた。診察室から出て行く時，両親は感謝した上で，「聞きたいことがあったら電話してもよいですか？」と尋ねた【判断ポイント 1】。

　数カ月が過ぎた。ジルのセッションは主に現在の状況（すなわちボーイフレンドの誠実さや，彼女の言うところの「人の気を惹こうとするような妹の依存性」）をめぐるものだった。彼女は両親との関係についてより多くを語らせようとするあなたの努力に対して抗うことが多かった。それについて語るよう強く求められると，ジルは「私たちはお互いを怒らせてしまう」ので，母親と一緒に食事ができないと報告した。あれ以来両親から連絡がないのだが，とあなたが言うとジルは以下のように答えた。「先生は何を期待してたんですか？　ただ私が診察を受けているだけで，あの人たちは幸せなんです」。さらに彼女は両親は家族グループに参加していないが，「私はそれでかまいません」と付け加えた【判断ポイント 2】。

　あなたはジルに，両親があなたの助言を実行に移せないでいることを心配していると述べた。「ご両親は少なくとも，あなたの障害に関して知識を持つべきです。それだけでなく，私はご両親が治療に関わるのが役立つだろうと思っています。ご両親は自分たちの対応次第で，どれほどあなたの問題が悪化したり改善したりするかを自覚すべきなのです」とあなたは言った。ジルはそれに同意し，あなたが両親と連絡を取り，治療に参加するよう要請してもかまわないと言った。しかし彼女はそれに続けて，両親との面接には自分が参加する必要があるし，あなたが両親に言おうと思っていることについて，面接に先立って知る必要があると言って譲らなかった【判断ポイント 3】。

　家族面接の計画がジルも同席する形で立てられた。セッションは母親がまず現在進行中の諍いに触れた上で，ジルの態度は無礼であり，諍いを始めた責任を認めないという理由で彼女を非難することから始まった。ジルは激昂して「相変わらず嘘ばっかり言って，こんなこと聞く必要ないわ」と言った。その後で双方のやり取りはエスカレートして行き，あなたはおどおどした父親の助けを借りながら，このやり取りを中断させようとしたが，うまくいかなかった。あなたはジルと父親に席を外してもらい，待合室に行くよう求めた。彼らがいなくなった後で，母親は涙ながらに「いつもこうなんです。あの子が側にいると，私はいつだって薄氷を踏む思いなんです。あの子の前では率直な物言いなんてできません」と訴えた。彼女はジルの敵意によってどれほど自分が傷ついたかを認めたものの，ジルの反応を引き起こす上で自分が果たしている役割について問われると，それについて理解できてはいなかった。あなたはこのセッションが，諍いを始めたという理由で彼女がジルを非難したことから始まっていたという指摘を行った。母

親はジルがなぜ攻撃されたなどと感じたのか理解できず,「怒ったのはジルの方なんです！」と言っただけだった。あなたは,母親失格だと言って攻撃されるのはさぞ辛いだろうと彼女に同情した。彼女はその言葉を待ち望んでいたように受け入れ,泣き始めた。あなたは両親が親のグループに参加した方がよいという,以前に行った助言を繰り返した。ただし今回あなたは心配になって,母親が「ジルの怒りを,あまり母親個人に対するものと受け取らないようにする方法を習得するために」個人カウンセリングを受けるよう勧めると付け加えた。ほっとしたことに,彼女はこれを受け入れたようだった。あなたは彼女が電話できるように,数人のカウンセラーの名前を挙げた。

　ジルと行った次の面接では,母親に治療を勧めたことで,あなたが自分に寄り添ってくれた（validated）と感じていることは明らかであった。彼女は幼い頃から母親によって繰り返し「言語的虐待」を受けてきたことについてつぶさに語った。ある時彼女は,母親は自分のことを前々から嫌いだったのかもしれないとさみしそうに結論づけた。親のグループに参加してフォローアップを受けることは,相変わらずしていなかったし,母親はまだ推薦してもらったセラピストと連絡を取っていないことを説明しながら,彼女は自分の母親が変わる見込みに関して悲観的だった**[判断ポイント4]**。あなたはジルに,よい母親でなかったと言われると母親は防衛的になってしまうと告げた。あなたはさらに,自分の治療目標の1つは母親がジルの視点からものを見る手助けをすることだが,ジルもまた自分自身を母親の視点から見るという作業に取り組む必要があると告げた。

　翌月になって,あなたは両親に「家族の指針」（付録Dを参照）を送付した後,それについて話し合うために彼らと面接を行った。ジルはこれを歓迎した。その時点で両親は親のグループに参加し始めていた。ほどなく父親はそのグループの熱心なリーダーになった。母親とジルは互いに対して次第に批判的ではなくなっていった。さらに半年が過ぎたところで,母親は妹の世話を父親に任せて,自分とジルだけで映画と夕食に出かけようと提案した。母親が自分自身の治療という問題について,再びあなたに問いかけてくることはなかった。

判断ポイント：別の対応

（1= 役立つであろう，2= 役立つ可能性はあるが，常に留保をつけた上でのものである，3= 役立たない，あるいは有害ですらある）

解説に関しては次の小項目を参照。

1．電話をしてよいかどうかに関する両親の質問に対して，あなたは以下のように対応すべきである。

A. 自分も両親と話したいが，事前にジルの同意を得ない限り，彼らの質問に返事をすることはできないと答える。
B. 両親がジルの身の安全や治療の進展具合について，あるいは治療費の請求金額について心配しているのなら話を聞きたいが，セッション内で何が起こっているかについて話し合うことはできないと答える。
C. とりあえず家族を継続的に治療に関わらせたいので，必要に応じていつでも電話に出られるようにしておくと答える。

2. ジルの両親があなたの忠告を実行に移さなかったことがわかった時，あなたは以下のように対応すべきである。
  A. 何もしない。
  B. 両親はジルの主訴を実際に行動で示しているのだと理解する。彼らは娘の問題に関わりたくないのである。
  C. ジルに対して，両親をグループに実際に参加させたいと告げる一方で，彼女がそれを了承するかどうかについて尋ねる。

3. あなたが両親と会うための条件を，ジルが指定してきたことに対して，あなたは以下のように対応すべきである。
  A. ジルの示した条件に同意し，両親との面接に彼女も同席してもらいたいと言う。
  B. どうしてもそうしたいなら出席してもかまわないものの，お勧めできないとジルに告げる（すなわち彼女と母親との間に生じる怒りが，その面接が持つ可能性のあった意義を台無しにしてしまうのを心配しているのだ，と告げる）。
  C. あなたの目的は，両親が彼女のことをよりよく理解するのを手助けすることにあるのだと告げる。

4. 家族面接の結果，ジルは自分に寄り添ってもらえたと感じた (feels validated) が，母親は依然として自分自身を変える努力をしていないと報告した。それに対してあなたは以下のように対応すべきである。

A．当分の間，合同家族面接を行うのを諦める。
B．家族介入を行うのを諦める。
C．母親に電話し，個人療法を受けるよう勧める。
D．ジルと母親との間の諍いを減らそうとする父親の努力を手助けするために，父親との同盟関係を培う。
E．書物，映画，カンファレンス，そしてさまざまな団体を通して，BPDに関する知識を身につける必要があると両親に告げる。

解　説

1．電話をしてよいかどうかに関する両親の質問に対して，あなたは以下のように対応すべきである。
（第7章の「治療を分担する根拠」と「家族介入」を参照）

　A＝3：この対応ではジルに主導権を与えすぎである。実際には両親が金銭的，法的，そして情緒的に，ジルに対して責任を持つ以上，両親は治療者に話を聞いてもらう権利がある。ジルは何を秘密にするかに関するあなたの思慮深さを信頼できるようになる必要があるだろう。彼女がこれまで自己を危険にさらすような行動に携わってきたという事実は，両親が詳細な説明を受けた上でジルの安全対策の一端を担う必要があることを明確に示している。

　B＝1：この対応は，両親からの情報提供を上手に促しているが，彼らと話し合えるような気がしてしまいがちな内容について話すことは禁止している。

　C＝2：この答えは良さそうに聞こえるかもしれないが，実際に可能な程度以上に，あるいはジルにとってプラスになる可能性がある程度を超えて，あなたが対応できると両親に期待させてしまうことになる。ジルは信頼できる賢明な，心を許せる相手として，あなたとの間に治療同盟を作り上げる必要があるだろう。

2．ジルの両親があなたの忠告を実行に移さなかったことがわかった時，あなたは以下のように対応すべきである。

（第2章の「基本的な治療アプローチ」，第7章の「家族介入」を参照）

A＝2：もっと関わりを持ってほしいという，ジルあるいは両親からの要請がない限り，恐らくこれが最も現実的な方法であろう。それでも親が変わろうと努力するのは，依然として情動的および金銭的に両親に依存しているジルのような患者にとって，不可欠である場合が多い。

B＝1：極めて当を得た理解である。ただしこのような言い方をすると，ジルの怒りはさらにつのってしまうかもしれない。したがって両親があなたの忠告に忠実に従っていないというジルの主張は間違いないかどうかを問う方が役立つだろう。

C＝2：あなたがそうすることに対してジルがどう考えるかを知るのはよいことである。特に不満が出ない限り，ジルの意向に従うのが当然であるように思われるかもしれないが，それでも両親がジルの障害について知識を身につけないなら，それはいずれ問題になるであろう。両親にそのような知識が欠けていると，家庭環境内での緊張が高まり，両親が治療の協力者として有益な役割を果たす可能性を失うことになる。

3．あなたが両親と会うための条件を，ジルが指定してきたことに対して，あなたは以下のように対応すべきである。

（第7章の「家族介入」と「治療者が両親あるいは配偶者に会うのを患者が拒否する場合」を参照）

A＝3：もし彼女の両親に対するコミュニケーションが礼儀に適ったものであったなら，あるいはこの家族全員が怒りをうまくコントロールできるならば，これは適切な対応であろう。それらの条件が当てはまることは，ここでは期待できそうにない。

B＝1：この対応では，彼女にいくらか主導権を与え，決定に際して関わらせていながらも，望ましからざる結果が生じる可能性があると警告を与え

ている。あなたはジルに対して，両親がこの障害の原因，経過，その他に関する心理教育を受けたなら，彼女に対して防衛的でなくなると思うと明言した上で，あなたが1人で両親と面接を行うことを提案して差し支えない。

　C＝1：この対応はジルの不安（例えば，もし両親が彼女の悪口を言ったら，もしあなたが彼女を守ってくれなかったなら，といった不安）を和らげる傾向がある。それはあなたが両親と面接する目的，そしてそれがどのように患者にとってプラスになるかを明確にする上で大いに役立つ。それでも彼女はまだあなたを充分に信用することはないかもしれない。

4. 家族面接の結果，ジルは自分が寄り添ってもらえたと感じた（feels validated）が，母親は依然として自分自身を変える努力をしていないと報告した。それに対してあなたは以下のように対応すべきである。
（第7章の「家族介入」を参照）

　A＝1：合同家族面接が役立つためには，ジルと両親の，互いに対する反応性を変える必要がある。

　B＝3：合同家族面接を行うのは時期尚早であるが，この両親は心理教育的な介入を受け入れる可能性はより高いし，カウンセリングですら合同家族面接よりは受け入れやすいかもしれない。両親はジルに対する対応の仕方を理解し，変えていく方法を習得できる。そうした変化は，彼女が同席していない方が起こる可能性が高いのである。

　C＝3：母親は依然としてこの考えに抵抗を示している。さらに個人療法を受けるよう勧めると，治療に関わるのをやめてしまうかもしれない。彼女は（自分がどれほど苦痛と無力感を感じているかを説明したことによって）この治療を行うことへの門戸を開いたように思われる。彼女がさほど防衛的でなくなれば，個人療法を行う可能性が再び出てくるかもしれない。

　D＝1：これは実現可能性の最も高い介入かもしれない。父親は母親よりも，親グループからの忠告や支持を受け入れる力を持っている可能性がある。ジルと一緒に面接を受けるよう父親に要請し，その後に母親と個別に面接するのが治療同盟を築き上げる方法である。

E＝1：知識を得ることにより，患者に対する理解は深まり，怒りは減る。親の中には BPD に罹患している子どもへの対応を変えることができない，あるいは変えたがらないものの，患者のための上々の擁護者になることはできる者もいる。推薦できる読み物（例えば「家族の指針」；付録 D を参照）あるいは家族を支援するような社会資源（例えば「パーソナリティ障害のための治療および研究推進協会」，「BPD のための全米教育連盟」，「全米精神疾患連盟」）を提供すべきである。

第Ⅳ部

GPMビデオガイド

治療アプローチのビデオに基づく説明

第9章

ビデオを用いた説明

　本手引き書のこの部分は，付随する9つのビデオについて説明したものである[注]。これらのビデオは本書の第Ⅱ部「GPMマニュアル：治療ガイドライン」の中で定められていたことを補足するものであり，また程よい精神科マネジメント（GPM）の基本的治療アプローチ（第2章の「全般的指針」を参照）を，実例に基づいて説明することを目的としたものである。

　ビデオ内のやり取りは，そのほとんどがGPMの実践のありようを示すために書かれた台本に基づいているぶん，どうしても再現性を充分に満たすことはできない。こうした対応が有効でない患者もいるし，いかに専門家とはいえ，常に「設定通り」に振る舞える臨床家などいないのは事実である。現在進行中のさまざまな治療からとられたこれらの抜粋は，BPD患者と治療者の間にみられるさまざまな関係の強度や反応性を明らかにすることはできるものの，それぞれの関係の性質が持つ微妙な違いを捉えること，さらにはこれまでに進展させてきた，そしてこれからも絶え間なく変化していくであろう，治療関係の目覚ましい変遷過程を捉えることは不可能である。

注）このビデオはインターネット上で www.appi.org/Gunderson にアクセスすることにより，閲覧することができる。これらのビデオはiOS5.1，Android 4.1およびそれ以降のモバイルオペレーティングシステムを含む，現行の大半のオペレーティング・システムに対して最適化されている。

訳注）さまざまな意味で極めて興味深い内容であるため，本章にはすべての模擬面接ビデオの翻訳を収めた。読者はガンダーソンが実際にどのような対応をしているのか，あるいはどのような対応が望ましいと思っているのかについて，具体的に知ることができるだろう。

1. 心理教育

このビデオは臨床の現場において，基本的な心理教育をどのように伝えることができるかを例示したものである。このやり取りについては第2章の「対人関係の過敏さ」，第3章の「診断の開示」，第6章の「治療同盟を作り上げる」，そして第7章の「治療同盟の確立」といった項目で説明されている。

ビデオ1

患者：つまり何がいけなくて，なぜこんな風になってしまったんでしょう。

セラピスト：あなたはこの診断を受けたばかりですから，この病気から回復することと同様に，治療法に関しても上々の見通しがあることはおわかりいただけたと思います。しかしお尋ねの質問については，それら2つのことほどは解明されていないのです。実際にわかっているのは，あなたが罹っている障害の原因の約半分か，それ以上が遺伝によるものだということです。大まかに言えば残りの半分が環境と関係しています。以前はすべて環境によるもので，遺伝は関与していないと思われていたのですが。
　「それにはどういう意味があるの？」と思われるでしょうが，それに答えるのはもっと難しい。なぜなら何が遺伝するのかは，はっきりわかっていないからです。それについては主に2つの仮説があります。1つは，ある程度の感情の激しさやそのコントロールの難しさ，もう1つは他人に対する著しい過敏さがあるために，人との関わりあいで非常に激しい反応をしてしまうということです。

患者：（左手で自分の膝をピシャッと叩いて）そんなことないです！　……本当にそんなことありません。対人関係はとてもいいですから。

セラピスト：（長い沈黙）そうですか…境界性パーソナリティ障害の方の対人関係がよいというのは，極めて稀なことなのですが……。ご両親はどうですか？

患者：だって私は両親のせいでこうなったんですよ。両親はこの病気と全く関係ないって言うんですか？　小さい頃，母は私のことが憎いんだといつも思ってました。

セラピスト：いいえ，ご両親がこの病気と全く関係ないと言っているわけではありません。ただしそれと同時に，何から何までご両親と関係していたわけではないと言っているのです。例えば，お母さんがあなたを憎んでいると感じたのは，おそらくお母さんが本当にあなたを憎んでいたからではなく，あなたに対するいろいろな不満や怒りを，あなたが憎しみとして経験したからなのではないかと思います。お母さんは，ご兄妹にもあなたにするのと同じように接していらっしゃいましたか？

患者：いいえ，兄妹といる時はいつも彼らを愛している感じがしました。でも私がそこにいると，とにかくいつだって私のことを憎んでいたんです。私が何をしたからそうなったのか，わかりません。

セラピスト：おそらく複雑な事情があるのです。あなたがとても激しくて過敏な子どもだったために，お母さんはそれになかなか対処できなくて，あなたに対して否定的な感情を抱くことが実際に，より多かったのかもしれません。

患者：私は過敏なんかじゃありません！　そんな馬鹿なこと！　私……

セラピスト：ああー…そうでしたかー…すみません（わざとらしく頭を下げる）。でも今のは割と過敏な反応でしたかねえ，あはは……*¹。あなたにお伝えしたかったのは，相互作用ということです。もしあなたのお母さんが，子どもが自分に対して癇癪を起こしても全く平静でいられるような非常に特別な方だったとしたら，話は違っていたかもしれません。でもよくいるタイプの普通の母親にとっては，自分に対して逆上する子どもに対処するのはとても大変なことだったかもしれないのです。あなたのお母さんを弁護しようというわけではなく，あなたとお母さんの間には相互作用が生じていたということが言いたいのです。お母さんが何かうまくできなかった時に，ご兄妹は腹を立てるという反応をしなかったので，彼らに対しては優しく接することができたのかもしれません。

患者：そんなふうに言われると，とてもつらい気分になります。8歳の時に性的いたずらをされたことが病気の原因だと思わないなんて，信じられない。だってそうでしょう，私は心的外傷後ストレス障害と診断されたし，あれは私の人生に起こった本当に大きな出来事だったのに。

セラピスト：あなたの人生の中でも大きな出来事に違いなかったと思いますよ。大したことではないとは，思いたくありません。でも性的いたずらを受けた子どもの中には，後遺症が全く現れない子もいれば，長期にわたりより深刻な影響を受ける子もいるのです。深刻な影響が長く続く子どもたちは，もともと過敏で（患者は静かに泣き始める）家族の中でも孤立していて，心の支えを求めて両親に話しかけることができないところが違うのです。間違いなくあなたは後者に当てはまると思います。また私は前者も正しいという指摘を行いました。それはあなたが恐らくとても敏感な子どもで，性的いたずらをされたことから，他の子どもよりも大きな影響を受けただろうということです。だからといって，性的いたずらをした人物が罪を犯していないということには少しもなりません。しかし不運な出来事を他の人よりもより外傷的にする何かを，あなたが生まれつき持っているということもわかるのです。どうでしょう，これは理解できますか？

患者：（頷く）すごく悲しいです……

セラピスト：そうですよね……脳は小さい時に形成されるものですから。境界性パーソナリティ障害を発症する人たちの脳は感情調節能力に乏しいのに加えて，それを和らげるための判断力を前頭部が十分に発揮しないのです。そのためにどうしてもそうした傾向は，あなたの脳の神経系に備わった習得回路になってしまうのです。それは非

常に複雑なので，どのようなものなのかあまりわかっていないのです。ぜひともできる限りの情報を得て欲しいと思います。ご両親にも。ご両親はそれに取り組んでくださると思いますか？

患者：それが大事なことだと，両親に伝えるのを手伝ってくれますか？

セラピスト：もちろんですとも。喜んでお手伝いします。親は過敏だからとか，感謝がないからという理由で，つい子どもを悪い子だと言って責めてしまいがちなのです。

患者：まさにそれこそ両親がしていることです。それがとても嫌なんです。

セラピスト：ええ。そして子どもも同じように，親たちがただ圧倒されてどうしたらよいかわからないだけなのに，過敏に反応する親がいけない，自分を憎んでいるんだと思ってしまいがちなのです。

患者：ああ……

セラピスト：ですので，この心理教育があなたのお役に立つといいのですが。発症に至るまでのプロセスは非常に複雑で，親と子どもの双方の影響を受けた上で，長い時間をかけて出来上がるものなのです。

患者：はい……

2．診断の開示

このビデオでは，臨床家が境界性パーソナリティ障害（BPD）という診断を穏やかに，そして共同作業的な形で治療の中で持ち出すための方法について説明している。この介入については第3章で説明されている。

ビデオ2

セラピスト：これまで抑うつのことについて，ボーイフレンドのことについて，ここを受診するきっかけとなったさまざまな問題について話し合ってきました。あなたがどのような疾患に罹患している可能性があると考えているか，その疾患について私たちがどのような治療を行う可能性があるかについて，さらに少しお話したいと思います。これまでに境界性パーソナリティ障害という病気について聞いたことがありますか？

患者：…ええと…いいえ。双極性障害なら聞いたことがあるけど，わかりません……。

セラピスト：そうですか。あなたが罹っているのは双極性障害ではないのですが，共通することもあるかもしれません。では境界性パーソナリティ障害について話しましょう。診断基準について一緒に1つ1つ検討してみるのが，実際には最も話が早いと思います。この診断がおおむね妥当であるかどうかについて検討してみたいと思いますので教えてくれますか？（DSMの冊子を取り上げて）最初の項目は「現実に，または想像の中で見捨てられることを避けようとするなりふりかまわない努力」ですが……

患者：わかりません。

セラピスト：そうですねえ，これは彼が去ってしまうのではという怖れについて話しているのですが。

患者：はい，はい，それなら当てはまります。

セラピスト：次の項目は「不安定で激しい対人関係の様式」です。これは対人関係があなたにとってすべて良いか，すべて悪いかのどちらかになってしまうということで，理想化されると……

患者：（頭を抱え込む）ああ，まあ，すべて悪いんですけど！

セラピスト：（クスクス笑いながら）一時はすべて良いんだけど？

患者：ええ，そうみたい。

セラピスト：なるほど。ではこれまで何度も話が出てきた項目を取り上げましょう。確か1つは「同一性障害」でしたね。常に変化するような，不安定な自己感がある。

患者：ああ，たぶん当てはまるでしょうね。私の理解で合ってるなら，ですが。それは何というか，どこにも馴染める気がしないということでしょうか。つまり，そうですね，当てはまると思います。

セラピスト：では2～3の領域において現れて，自己を傷つける可能性がある「衝動性」について。これは浪費とか，無謀なスピード出しすぎ運転とか，物質乱用……

患者：（話を遮って）違反切符が多いのはそのせい？

セラピスト：……かもしれないですね。

患者：保護観察中なんです。免許停止になっちゃって。

セラピスト：ええ。あと過食についても話してくれましたよね。

患者：じゃあ，全部ボーダーラインのせいにできるってことですか？

セラピスト：（笑いながら）……部分的にはね。とは言っても，もしあなたがスピード違反切符や食べ吐きに拍車をかけているものの中のボーダーライン的な部分について，そして実際には何が起こっているのかについて理解できれば，それを説明する上で役立つでしょうし，他の症状が回復する上での手助けにもなると思います。だから，ここから手をつけたらどうかと思うのです。

患者：そうか……。

セラピスト：次は「自殺行為，または自傷行為の繰り返し」ですね。これは？

患者：そう。ここにいるのも，何度か病院に入れられたのもそのせいだし……。

セラピスト：そうですか。では「顕著な気分反応性による感情不安定性」は？　これは非常に強いものであり，抑うつのエピソードが何回かあるのですが，そのエピソードはせいぜい2～3時間とか2～3日しか続かないもので，何週間も続く抑うつ気分のようなものではありませんが……

患者：（話を遮って）ああ，そうかも。私って本当に気分屋で，みんなから「あなたっ

てほんとに気分屋だよね，すごくハイな時と，すごく落ちてる時があって，いつ気分が変わるかわかんない」って言われるんです。

セラピスト：わかりました。では「慢性的な空虚感」は？　自分の内側が空っぽって感じる？

患者：ああ，それは考えたこともなかったけど……でもときどき内側は何も感じないっていうか，実際はよくそんな感じがしているかもしれません。

セラピスト：では「不適切で激しい怒り，または怒りの制御の困難」は？

患者：ああ……だってムカつく奴がいるから。今のは怒りの表出だったかな（セラピストは笑い出す）。私はすぐに怒るから，たぶん関わらないほうがいいって人から言われてると思います。

セラピスト：最後の項目は，あなたに当てはまるかどうかわからないんだけど，患者さんの中には，ストレスがある時に，人から追いかけられているといった，ちょっとした妄想的な考えを抱く人もいるんですが……

患者：あるある，はい。そうなりますね。最近クビになった仕事で，ムカつくやつがいたんだけど，陰口を言われてると思ったから。でも他の人は，そんなことないよ，とか言ってたし。うん，ぴったりすぎて気持ち悪いくらい。

セラピスト：そうですか？

患者：はい。

セラピスト：そう……あと，もうひとつ，こういう話もよくします（DSMの冊子を片付けながら）。ボーダーラインを発症するような子どもには，生まれつき感情的な過敏さがあって，他の人より感情をより強く感じているようだということ。そして生じた感情に対して，より喧嘩腰（けんかごし）で反応しやすいこと。普通の人に比べて少しだけ怒りや拒絶を，世話をしてくれる人たちのせいと感じやすい傾向があって，成長過程で不公平だと感じること。人生は不公平で，自分の要求は満たされないと感じること。大人になると，そうした要求が満たされると感じる誰かと，独占的な関係を持ちたいと望むのだけど，その関係が強烈で重要すぎるので，それに何か少しでも弱点が見えると，怒りが湧くか自分がすべて悪いと感じたりするかの，どちらかになってしまうこと。怒った場合には，安定した関係を持つはずの人たちを動揺させてしまうような振る舞いをするきっかけとなるし，自分が悪いと感じた場合には自殺行為や自己破壊的な行動をするきっかけとなってしまうこと。また自己破壊的な行動をすることにより，場合によっては他人からのサポートを得ることができるため，これが普通なんだという非現実的な考えを強化してしまうこと。…これはまあ「人の好意を無にする」ということなのですが（患者は俯（うつむ）く）。そしてそれがひたすら繰り返されることです。

患者：……それは最近経験したことみたい。

セラピスト：そのことについて話してください。

患者：スタッフの人には説明したんだけど……

3．治療同盟の確立

このビデオの中で臨床家は，患者が重点的に取り組むべき事項を，大うつ病（MDD）に対する薬物療法から共同作業的な治療へと振り向けるための取り組みを行っている。その治療の中ではBPDが最優先されることが患者に伝えられ，薬物および患者が果たす役割に関して本人が予想していたことが修正される。第4章と，第6章の「治療同盟を作り上げる」という項目においてこれらの問題が導入され，第8章の症例3「エイプリル」において詳細に述べられている。

ビデオ3

患者：これまでかかっていた医者が匙を投げてしまって。とても信頼していたのに。あなたの診察を受ける必要があると先生に言われたんです。

セラピスト：BPDという診断については，納得されているのですか？

患者：ええ，でもまだうつ病もあって，その治療が必要だし，それが最優先です。できますか？

セラピスト：ええ，お手伝いができればと思っていますが，お伺いしたのは……

患者：申し訳ありません。あなたに私のうつ病を診ることができるとは思えませんが，どうですか。

セラピスト：いいえ，診ることはできますし，その意思もあります。ただ，もしBPDの治療がうまくいけば，あなたの抑うつもよくなるだろうということも，おわかりいただきたいのです。

患者：よくなる？

セラピスト：症状の重さ，頻度が改善されます。

患者：それはいいな。今まで大してよくなったことないから。

セラピスト：これまでは薬に頼っていましたからね。確かにある程度までは，薬も役には立つんです。でも実のところBPDに罹っている場合に肝心なのは，自分の感情に気づくことに関して，そしてその対処方法に関して，あなたが自分を変えられるかどうかなのです。

患者：それはすごく大変そうです。

セラピスト：ええ，もちろん。私たちにとって最も重要な課題の1つは，それらの目標に向けての進展を評価しながらやっていくということで，それにはあなたの助けが必

要なんです．もし私が役に立てていないなら，治療を変えなければいけませんから．
患者：あなたも匙を投げるってこと？
セラピスト：いえいえ，私はぜひとも役立ちたいと思っています．でも治療の進展はあなたにもかかっている，ということをしっかりと伝えておきたいのです．あなたが努力するかどうか，あなたと私がどれくらい協力して治療に取り組めるかどうかにかかっているのです．そこでいくつか質問をしたいんです．

4．セッション間の対応可能性という問題を取り扱う

　このビデオは深夜に患者から電話があった場合に，臨床家がそれを巧みに取り扱っているところを具体的に説明したものである．ここで臨床家は患者の危機的な感情状態から対人関係上の出来事へと焦点を置き換え，拒絶と孤独という問題を持ち出している．これらの問題は第2章の「基本的治療アプローチ」，第4章の「セッション間の対応可能性」という項目において論じられている．このビデオは4つの部分からなる．外来診療，深夜の電話，さらに遅くなってからの電話（これらの電話はいずれも音声のみ），そして次のセッションである．このビデオに見られるさまざまな問題については，第8章の症例2「ロレッタ」，症例4「ローラ」，症例5「ローレンス」の中で解説されている．

ビデオ4

患者：眠れないんです．ベッドに入って横になると，突然，手汗が出てきて，心臓がドキドキして息ができなくて，心臓発作じゃないかと思うくらいなんです．
セラピスト：それはパニック発作の一種のようですね．
患者：ええ，少し前に救急診療科のお医者さんからもそう言われました．心臓の検査もしたんですが，問題はなさそうだと言われました．でも前は2〜3週間に一度だったのが，最近はだんだん増えてきているんです．ちゃんと眠れた気がしてなくて，どのくらい眠れたかもわかりません．そんなふうに1人で家にいると，安心感なんて全く得られないんです．
セラピスト：ええと，カールは家にいないんですか？　よく外出していたということ？
患者：そうなんです．彼がいればそんなに不安にはならないんですけど．私がパニックになっているのを，彼が見たことがあるとは思えません．でもまあ，彼が外出するのがどんどん増えたというのは，おっしゃる通りかもしれません．他に女性がいるんじゃないかと心配で仕方ありません．私にはわからないけど，もし私を本当に愛している

なら，夜は家で私と一緒にいたいと思うはずでしょう。外出するんじゃなくて。
セラピスト：ではそれは彼がいないことや，あなたにとって彼が大切なほど，彼にとってあなたは大切ではないのではないかという怖れと関係しているんですね。
患者：とにかく，夜中にあんなふうに1人になるのが，本当に怖いんです。あの，もし，本当に必要な時は，先生に電話してもいいですか？
セラピスト：私の携帯番号はもうお伝えしましたね，緊急の場合，私と話す必要がある時にはかけてくだされればと思います。でも「必要」の意味は，人によって違うわけです。
患者：ええ，本当に緊急以外はかけないようにと思います。自殺したくなったとか……先生はお忙しくて，プライベートもあるとわかっているし，迷惑をかけたくないですから。
セラピスト：あなたが亡くなったという知らせより，あなたからお電話をいただいた方が間違いなくいいですよ。

〈午後11時30分の電話〉
患者：（泣き声）
セラピスト：もしもし？
患者：出て行っちゃった，彼が出て行っちゃったの…もう二度と戻ってこないわ，どうしたらいいの…助けてください…（泣き声）
セラピスト：ロレッタさん？　ですか？
患者：ええ，そうです……
セラピスト：落ち着いて，落ち着いてください。何があったのか，わからないのですが……
患者：カールが出て行ってしまって，もう二度と戻ってこないと思うんです。
セラピスト：それはとてもつらい考えですね。
患者：えっと…ああ…あの…ふう，ああ，先生の声を聞いたら気持ちが楽になりました。何かあった時にかけられる人がいてよかったです。ふう。
セラピスト：そうですか，気持ちが楽になってよかったですが，ただ私の声を聞いただけで，こんなに早く気持ちが楽になるというのはすごいですね。これは，次のセッションで話し合ったほうがよさそうなことですね。いいですか？
患者：ああ，そう，ええ。はい。そうですね。すみません，お邪魔してすみません，お風呂にでも入ることにします。
セラピスト：そうですか，それはリラックスするのによさそうな方法ですね。では，火曜にお会いしましょう。

〈午前2時の電話〉
（電話の音）
セラピスト：もしもし？
患者：本当に，ごめんなさい，本当にごめんなさい，私すべてを台無しにしてしまって。
セラピスト：え？　ロレッタさん？　何のことですか？
患者：緊急以外は電話しないって言ったのに，カールとのケンカみたいな，つまらないことで電話しちゃって。やっといろいろと進み始めたのに，先生は本当にいろいろ助けてくれるし，私の問題をわかってくれる唯一のドクターだったのに，私はどうしちゃったのかしら。もう私には会いたくなくなっちゃったでしょうね。
セラピスト：え，なぜそう思うんですか？　どうして，私がもうあなたに会いたくないと思ったんですか？　次の予定は，火曜の10時，と予定してありましたよね。私はちゃんとそのつもりでいますし，あなたにもお越しいただけると思っているんですが？
患者：なんだろう，わからないですが，もう私には限界なんです，こんなふうにしているのが。
セラピスト：それはカールとのことですか？　治療のことでしょうか？　人生が？　どういう意味でしょう？
患者：えっと，たぶん変わらなければいけないのは彼との関係で…カールが帰ってこないので取り乱しているだけなんです……
セラピスト：今は落ち着かれたようですね。では火曜の10時にお会いしましょう。わかりましたか？
患者：わかりました。
セラピスト：ではその時に。

〈翌セッション〉
患者：カールとどうしたらいいのか，わかったんです。いつもは彼，とても優しいんです。プレゼントをくれたり，仕事の後にはマッサージもしてくれる。ただ，少しでも彼を批判するとひどく興奮して，意地悪になる。本当は私のことをすごく愛しているから，少しでも批判されるとうろたえてしまうんだと思います。もしかしたら彼の自己評価が低いからかもしれません。
セラピスト：えっと，
患者：というのも，本で読んだんですが，自己評価が低い人は……
セラピスト：（「タイム」のしぐさ）ちょっと待って，待ってください。すごく大切なお話なので，お話を中断してしまって申し訳ありませんが，先日の夜にお電話いただいた時には何が起こっていたのでしょう？
患者：ああ，はい。

セラピスト：あのことを話し合う必要があると思います。すごく重要なことでしたね。

患者：ああ，ええ，あのことについては，もうだいぶ気分もよくなったし，今大事なのは，どうやったらカールを怒らせないようにできるかということだと思います。彼が怒らなければ，私たちは……

セラピスト：あなたの気持ちが軽くなったのはとても嬉しいですし，重要なことだと思います。でもあなたは実際には私の声を聞いて，すぐに気持ちが楽になっているわけです。したがってそれはカールと直接関係のない何か，私と話すことが持つ意味と関係しているのではないかと思ったのですが，それについてはどう思われますか？

患者：うーん，それはどういうことでしょう。

セラピスト：そうですね…あなたは私の声を聞いただけで落ち着きましたよね？ それをどう理解されます？

患者：パニックだったんです，家に独(ひと)りきりで，カールが出て行ってしまって，えっと，あの，彼は永遠に去ってしまったと思ったし，誰もいなくて，で，先生に電話をかけたら，先生がそこにいた。話ができる人が誰かいたっていうことです。

セラピスト：誰かが気にかけてくれている，と感じたんですね。

患者：そうです。

セラピスト：それがないと，パニックになって，カールだけではなくて，誰もあなたを気にかけていないと感じた。この理解で間違いはないですか？

患者：ええ，家に独りっきりで，で，先生と話をして，そしたらあまり孤独感を感じなくなったんです。

セラピスト：それはとても重要なことだと思います。境界性パーソナリティ障害の多くの人が持つ脆弱性で，周りに誰もいないと，誰も自分を気にかけていない，自分はダメなんだと想像し始めてパニックに陥るのです。これは前のセッションで話し合ったこととも関係していると思いますよ。

患者：はい。

セラピスト：ですからカールとの関係に関する問題は，解決すべき問題の一部にしかすぎません。実際にはあなたが抱いている，孤独に対する怖れの方がより大きな問題なのです。それは治療の中で扱うことができる問題かもしれません。

患者：何ができるんです？

セラピスト：これは一晩で変わるような問題ではありませんね。ゆっくり変わっていくことになるでしょう。最も基本的な変化の仕方は，誰かとの関係において相手を信頼できるようになること，相手が側にいない時も安心できるようになることですが，それにはとても時間がかかります。その相手がカールかどうかはわかりません。まず当面はあなたの安全や，あるいは夜に眠れるかどうかですら，私に電話できるかどうかに左右されることがないようにしなければなりません。だから私たちは当面の間，あ

ながた他にどのように対処できる可能性があるかに関して，何らかの問題解決をする必要があると思います。
患者：わかりました。

5．危険防止を行う

ここでは自分の身の安全を守ることに患者を積極的に関わらせていくプロセスが，GPMの「安全計画を作り上げる」という方法を用いて説明されている。このビデオは第2章，そして第5章の「自己を危険にさらすような行動が今にも起こりそうな場合」の中で指南された教えを反映したものであり，第8章の症例2「ロレッタ」，症例4「ローラ」において説明されている。

ビデオ5

セラピスト：前の治療者と安全計画を作ったことはあります？
患者：ないと思います。これまでそういうことをした覚えもありません。
セラピスト：そう，ではどういう仕組みか，説明しますね。
患者：はい。
セラピスト：まず第1段階として，アパートで錠剤を飲みたくなった直前に何が起きていたか，緊急事態が起こったその瞬間に至るまでに何があったかについて検討してみましょう。
患者：それにつながるようなものは本当に何もなかったと思います。錠剤を飲もうなんて考えていませんでした。冷蔵庫からワインを取り出して一杯飲もうと思ったら，ちょうどそこに錠剤があって，気分がよくなかったから，飲まなきゃと思ったんです。
セラピスト：特に前兆はないような気がする？
患者：ええ。
セラピスト：わかりました。そうだとすれば，その瞬間についてさらに調べてみる必要がありますね。錠剤を飲んだ瞬間とその直前を，いわば少し引き延ばしてみて，見えるものは何でもしっかりと見てみましょう。
患者：本当にもういっぱいいっぱいで……。それについて何か考えてるとか，してないと思います。何もありませんでした。
セラピスト：でも救急外来であなたを診察した時，何かパニックみたいなものを感じたと少しだけ話してくれましたね，過量服薬をする直前に。覚えてます？
患者：そうですね，本当にパニック状態でした。もうそこにはいられなくて，外に出なければならない感じがしました。お酒を飲むとか，外に出るとか，とにかく何かせずにはいられない感じがしました。

セラピスト：いいですね，そのパニックの感覚が前兆になるのかもしれません。その感覚は，あなたが身体で感じるものだったり，恐怖感のようなものを抱くことだったりするのです。他に何か，錠剤を飲む直前に起きたことはありませんか？ お酒を飲みたかったりしました？

患者：ええ，いっぱいいっぱいで，お酒でも飲まなきゃって思ったんです。

セラピスト：そうですね。お酒を飲みたいという衝動や，飲みたいという考えもまた前兆になるかもしれません。つまりこういうことが，第1段階として書き留めておく事項なんです。実際に書き出してみて，リストを作るんです。

患者：第1段階……（ノートに書き出す）

セラピスト：そう，前兆のリストですね。パニックの感覚，お酒が飲みたくなること…他に何か書くことは思い浮かびますか？ すぐ直前に……

患者：まるで息切れみたいに，とても息ができない感じ。

セラピスト：いいですね，大事な前兆です。それも書き留めて。これからそういうのを探していくんです。

患者：何て言うか，たくさん飲みたいんだけど，息切れしてパニック状態になるんです。

セラピスト：そう，いいですね。そういう前兆に気づけるようにしておきたいんです。第2段階は自宅でそういう前兆に気づいた時に，自分にできることについて考えることです。そのような時に自分を落ち着かせたり，安心させたりできるようなことについて考えておくんです。ではあなたが家にいて，お姉さんとひどい喧嘩を始めたとしましょう。パニック状態と息切れも始まっています。少しだけ自分を落ち着けるために，できることは何かありませんか？

患者：そういう時にどんな感じがするのかよくわからなくて…他のことでも同じだけど，何をしたらいいか思いつくのが本当に難しくて。思いつけばできるんだけど。

セラピスト：そう，だから書き留めているんです。そうすれば目の前にそれを置いておけるでしょう？

患者：…ゴールデンレトリバーです…私はゴールデンレトリバーを撫でるのが好きなんです。

セラピスト：いいですね，どんな風に役に立つのか教えてもらえます？

患者：クイニーっていう名前で，私の気持ちをよくわかってくれるし，決めつけたりしないし，抱きしめると気分がよくなるんです。

セラピスト：いいですね。では書きとめておいて下さい，「いざという時にはクイニーを撫でる」。

患者：これは第2段階ですよね？（ノートに書き込みながら）

セラピスト：そうです。さて次にやるべきことは，友達とか誰かいないかについて考えることです。

患者：ええ，友達はいます。

セラピスト：それはいいですね。それはあなたがすごく辛くなった時に，すぐ電話をしたりできる人たちですよね。

患者：すごく仲のいい女友達はたくさんいるけど，こういうことはよくあるから，その娘たちに四六時中，迷惑をかけたくはないですね。

セラピスト：それはよい指摘だと思います。緊急事態だから電話する，というのでなくてもかまいません。お茶をしようとか，映画でも見ようとか，そういうことで電話してもいいのです。

患者：お茶とか映画はよく行くんです。その娘たちとは長い付き合いなので，私のことを本当にわかってくれているし，こういう時に本当に助けてくれると思います。

セラピスト：いいですね，では親しい交友関係やお友達について書きとめておいてください。具体的な人や友人たちについて，その人たちと一緒に何ができるかについて記入しておくんです。

患者：ステイシーかな……。

セラピスト：そうですね。書きとめておくと，緊急事態が起きたその瞬間に考えなくても済むでしょう。さて，あなたと私はこのところいくらか話をして，一緒に治療を行ってきました。しかし私が対応できない場合に備えて，何らかの形で専門家からの支援を得る，あるいは専門的な治療資源を利用できるようにしておく必要があります。何か別の方法に委ねようと思う時に，あなたが私以外で利用できる専門的な治療資源としてはどのようなものが考えられますか？

患者：緊急時の電話相談サービスとか？

セラピスト：それはいいアイデアですね。いつでもつながりますから。私だったら電話番号を書きとめておくでしょうね。宿題にするから，番号を調べておいてもらえますか？　番号や組織名を何件か見つけられるかもしれません。いわば専門家の控え要員みたいなものですね。これまでに前兆，前兆があった時にできること，落ち着くための方法や連絡のできる人，専門的な治療資源を利用することといった，さまざまな物事をリストにしましたね。次は，家の中をより安全にする方法について考えておく必要があると思います。なぜなら衝動的に何かをしてしまいにくくする工夫を，家の中で実際にできる場合もあるからです。

患者：家にいるのは娘だけ，ああ違った，姉だけだけど，出て行って欲しくはありません。喧嘩した時が本当に大変なだけで，姉のことは大好きだから……。それだったら，ちょっとワインでも飲もうとして薬がそこにあったら，その薬を片付けてみるのはどうかしら。

セラピスト：そうですね。薬を手に届きにくくするんですね。それはとても大切なことですね。鍵付きのボックスに入れたり，棚の高いところに置いたりする人もいます。

衝動的に何かをしてしまいにくくするような工夫ですよね。だからそれはとても大事なことです。いろいろ考えてみましょう。

患者：付箋だわ！　私は付箋が大好きなんです。

セラピスト：へえ，そうなの？

患者：はい，「この人たちに電話」といった具合に，自分が思い出せるように付箋をつけておくんです……（ノートに書き込みながら）

セラピスト：「自分を落ち着かせるようなことをする」「気を紛らわせるようなことをする」とか，自分が思い出せるように付箋をつけておけるかもしれませんね。

患者：そうですね。付箋……と。

セラピスト：いいですね。一言言っておくなら，あなたが好きなことや，取り入れるのがそれほど難しくないことが役立つだろうと思います。このリストは，これから少しずつ作っていきましょう。毎週追加したり，削除したりして……

患者：このことについて，母には知られたくないんです*2。

セラピスト：そうなんですか？　どういうことでしょう。

患者：だって母は，とにかくすべてを酷くするから……

セラピスト：そうですか。じゃあ第2段階の「連絡する人」に戻って，「連絡しない人」もリストにしましょう。

患者：いいアイデアだわ！

セラピスト：あなたは状況を悪くするのはどんなことなのか，ちゃんとわきまえているんですね。

患者：「……お母さんに…連絡すること……」（独り言を言いながらノートに書き込む）

セラピスト：思い出せるように，書いておきましょう。ようやく作業文書が出来上がりましたね。これからこれに手を加えていきましょう。毎週まとめていって，付け足していくんです。ところでぜひとも考えておくべきことがあります。それはこの文書の内容を承知しておけるように，私がこの作業文書のコピーを一部預かることです。そうすればもしあなたが電話したとしても，私は安全計画がどのようなものかについて承知しておくわけです。あなたもコピーを持っているべきです。他にも誰かコピーを渡しておいたほうがいい人はいますか？

患者：姉に渡しておくといいかもしれません。こういうことがあると彼女はとても怒るけど，私がちゃんと治療に取り組んでいると知ったら，助けを求められるかもしれないから。

セラピスト：すごくいいアイデアですね！　お姉さんも何かよい案を生み出すことができるかもしれません。

患者：わかりました。では姉にコピーを一部渡しましょう。

セラピスト：いいですね。これはとても幸先のいいスタートです。これが安全計画を作

り始めるということです。これから毎週見直していくし，緊急時の電話相談サービスの番号を中心に，特定の友達の名前を含むいくつかの事項について調べてみてください。来週書いて持ってきてくれたら，一緒に見てみましょう。

患者：はい。

セラピスト：良いスタートですね。

患者：ありがとう。

6．怒りに対して対応する

カッとなって価値下げを行う患者がようやく落ち着いたのは，臨床家がそれに割って入り，患者の気分を害したことに対して謝罪し，ユーモアのセンスについて，そして患者が職を得る必要があるのを一貫して重視していくことについて，ともに説明した後のことであった。このビデオは第2章に由来して生じてくるさまざまな問題を浮き彫りにしている。

ビデオ6

患者：本当に最悪な1週間だったわ！

セラピスト：大変だったんですね。

患者：あらそう思う？　また嫌な話をして悪いわねぇ！

セラピスト：何が起きているか，聞かせてください。

患者：何が起きているか，もっと聞かせて欲しい？

セラピスト：ええ。

患者：面白いことを言うのね。まだトレーニング中なんでしょ？　スーパーバイザーにそう言えと言われたの？[*3]

セラピスト：サラ，私は自分の思ったことだけを言おうと努めているんです。だから，本当に何が起きているか聞きたいと思っているの。

患者：面白いわ，いつも思ったことを言ってるって？　口にすることはすべて本心だってこと？

セラピスト：そうね，そうありたいものです。

患者：(深いため息をつく) じゃあ，思わず何か言っちゃうってことは全くないってこと？　言うことは全部，思ってることだってこと？

セラピスト：ええと……

患者：(激昂し始める) やっぱりね！　もしあんたがあたしみたいに生きなきゃいけなかったら，あたしみたいに育ってたら，そんな風にクソ完璧なわけないんだよ！　仕事もカンペキ，オフィスもカンペキ……

セラピスト：サラ，サラ！

患者：なんだよあの壁にかかってるヘンテコなモネの絵は！　あのさ，あんた，あたしの人生を5分でも味わってみなよ，それでもまだエラッそうな顔して得意そうにヘラヘラ笑ってられるかどうかさ！

セラピスト：サラ，ここは冷静にならないと……

患者：あのね，境界性パーソナリティ障害ってのは，すごくすごく扱いにくい病気なの。あんたに治療ができるかどうか怪しいもんだよね。ヤバさがちゃんとわかってる本物のドクターはいねぇのかっつーの！

セラピスト：はい。私にひどく怒っているのはよくわかりました（サラは下を向いてため息をつく）。でも正直言って，なぜあなたが怒っているのか，今のところ理由が全くわかりません。なぜここまで怒るのか，とても心配してるけど，暗中模索しているだけじゃどうにもなりません。

患者：……（強いるように）何だと思う？

セラピスト：そんなことわかりません。ただでさえ今回はセッションの中であんなことになっちゃったわけだし，これ以上滅茶苦茶にするつもりはありませんね。

患者：前回のセッションの最後のほうで，就職しないとダメ人間で終わってしまうから仕事に就けって言ったでしょ。……私はもうすでに自分はダメ人間だと思ってるの！　完璧なダメ人間だって！　なのに私を支えてくれるはずの人…支えてくれるはずの人が，私をダメ人間だって言うなんて！　どんな気がすると思う？（俯く）

セラピスト：ああ，私が先週そう言って，だからさっき，いつも思ったことを言うのか，と聞いたんですね（サラが顔を上げる）。……本当にごめんなさい。明らかに私はあなたが言うように完璧ではないですよね。とんでもないゴタゴタを引き起こしたし（サラは深いため息をつく）。もしやり直せるなら，決してそんな言い方はしないでしょうね。本当にお粗末だったけど，悪意があるような印象を与えていたんですね。しかも半分しか本当じゃなかったし。

患者：半分は本当！？

セラピスト：そう，半分は本当です。つまり私はあなたがダメ人間だとは思っていません。あなたは特別な人だし，長所もたくさんあります。1つ例を挙げれば，あなたには素晴らしいユーモア感覚がありますよね。でも仕事に就くことは，あなたにとってとても重要だと心から思っているんです。

患者：（ため息をつきながら）また始まった……

セラピスト：言い方が賢明でなかったとは思いますが，仕事に就くのが役立つだろうってことは変わりませんね。

7．薬物治療を行う

　この臨床家は，患者が効果のない薬物治療を受けるのを止めさせると共に，実際的な交渉を行うことにより治療同盟を確立しようと試みつつ，GPMの基本的治療指針について説明している。このビデオは第2章の「基本的な治療アプローチ」，第6章の「一般的指針」と「治療同盟を作り上げる」という項目について説明したものである。これらの問題に対する取り組みは，第8章の症例1「ロジャー」においてもなされている。

ビデオ7

患者：薬について話し合いがしたくて。効いてないような気がするんです。
セラピスト：そうですか。どんな感じか教えてもらえます？
患者：眠れないし，気分がクソ悪いっていうか。
セラピスト：それは辛いですね，でもさほど意外ではありません。
患者：どうして？
セラピスト：まずあなたが薬は大して役に立たないって言うのを，これまで本当に何度も聞いているし，第二にあなたが本当に嫌な気分になる理由はたくさんあるのを知っているからです。もちろんお母さんが突然あなたに謝ってくれて，あなたがお皿洗いを大好きになった，というのなら話は別ですが。
患者：ああ，でもそんなに皮肉っぽく言わなくてもいいんじゃない？
セラピスト：薬から期待できることには，もともと限界があるということが言いたかったんです。
患者：つまり薬をやめるってこと？
セラピスト：いいえ，でも薬を変更することを考えてみましょう。
患者：じゃあ新しい薬を出すっていうこと？
セラピスト：いいえ。新しい薬を追加することはそんなに考えていません。これまであまり役に立ってこなかった薬を止めるということですね。
患者：それは副作用か何かがあるから？
セラピスト：前に話したことを覚えていてくれたんですね！　具体的にはプロザックを減らすことを考えていたんです。あなたも大して役に立っていないと言っていたし，今は研究でもその結論が支持されていますから。
患者：うーん……プロザックは今までずっと飲んでいたから，急に止めるっていうのは気が進まないなあ。
セラピスト：やれやれ，私が「わかりました。じゃあ継続しましょう」って言いやすいようにしているわけね。

患者：いやあ，つまりあなたは私から薬を取り上げようとしてるけど，まだクソみたいな気分だって言ってるの。

セラピスト：薬だけであなたの感情を調整することに対して私がどのように考えているかは，よく知っているはずでしょう。

患者：……じゃあ，こういう取引はどう？ あと6週間はプロザックを続けるの。そしたら，私は自伝を書き始める。

セラピスト：はは！ その言葉をずっと待っていたわ！ でも私はこの方針があなたにとって最善だと，本当に思っているんです。だから当面はこれでいこうと思います。それはともかく，今度はあなたがお母さんとの間に抱えている問題について取り上げることにしましょう。

患者：うーん……その話もあまりしたくないわね。

セラピスト：難しいテーマを先送りにする，というのはよくないと思います。でも今度は私があなたと取引をしましょう。この話題を取り上げるのを差し当たりやめたら，新しい職を探すためにどんな取り組みをしているか聞かせてくれますよね？

患者：いやはや…そっちのほうがもっと嫌な話題だわ……でもあなたってすっごい頑固ね。

セラピスト：それは……

8．危険防止と薬物治療を行う

　腹立ち紛れの自殺エピソードの標準的頻度がどれほどであるかについて患者に評価するよう求めることにより，この臨床家は薬物治療に関する共同作業的治療同盟を確立している。このビデオは第6章について説明したものである。第8章の症例2「ロレッタ」と症例4「ローラ」も同じ問題について説明している。

ビデオ8

セラピスト：ミシェルさん，救急外来を受診した時に何が起こっていたのか，とてもよく説明してくださいましたね。お嬢さんと口論をした後で錠剤を飲んだわけですね。あなたは自分が抑うつ状態ではないとおっしゃるけれど，どうしてそうなったのかについてもう少し説明してもらえますか？

患者：自分が抑うつ状態だとは思わないんです。いつも同じで，とにかく凄く怒りが湧いて衝動的になるんです。私にわかるのは，それがただ起こったということだけ。そうしようと思ったわけじゃないし，娘のことを考えていたわけでもない。そんなに悲しくはなかったし，ただ怒っただけ，心底イライラしただけです。

セラピスト：ではこの怒りや衝動性に関して，どのように対処することができると思いますか。
患者：薬を試してみたいんです。前に処方された時は効いていた気がするので。つまりイライラが軽くなったというか。
セラピスト：この衝動性というのは，主に怒ったり口論をしたりするということですか？
患者：ええ，つまり私の衝動性っていうのは凄い暴力を振るうとかではなくて，（0から100ではなく）0から60になってしまうことがあるということなんです。私たち—主に娘と私ですけど—は雑談することだってできますけど，話しているうちにカッとなって，すごく取り乱してしまうんです。
セラピスト：他の人ともそうなりますか？
患者：まあ，近所には本当にイライラさせられる人も少しはいますね。時には実際に近所の人と何回か口喧嘩したこともあります。車道を共有しているので。いつものことですし，厄介事じゃありません。
セラピスト：薬についてお尋ねしますが，これまでに試みられた薬は役に立ちましたか？
患者：ええ，前に実際に飲んだのはベンラファキシン（イフェクサー SR）で，でも飲みたくなくて止めました。すごく体重が増えてしまって，ひどいものでした…そのあとは，パロキセチン（パキシル）です。パロキセチン 20mg，これは効いていたと思います。あの頃は具合が良かった…改善していたと思います。
セラピスト：なぜ止めたんですか？
患者：ええと，あの時は経済的な理由だと思います。薬が効かなかったというよりも，多分お金の問題だったと。わかりません……とにかく飲むのを止めたんです。
セラピスト：ちょっと状況を整理させてください。私の理解で良いかどうか確認しておきたいんですが。もし私が薬を処方すれば，あなたの衝動性は改善するということですね。でもあなたはつい最近，薬を過量服薬したばかりです。さらに薬を出すというのは理にかなっていると思われますか？
患者：ああそうですか，わかりました。こういうことは前にも経験したことがあります。話は聞きたいけど，私を本当に助けたくはないってことですね。
セラピスト：ぜひともお役に立ちたいと思っていますが，そのための計画を考え出せるかどうか，一緒にやってみましょう。今日は薬を処方しませんが，来週フォローアップ面接をしようと思います。危機的状況において，まず最初に薬を処方するというのはあまりしないことなのですが，これは以前からある長期的な問題だと思いますので，処方する値打ちがあるかもしれません。
患者：わかりました。
セラピスト：時には怒りや衝動性を薬で治療することができる場合もあります。あなたの問題に対してシタロプラム（セレクサ）が役立つかどうか，試してみてもいいかも

しれないと私はずっと思っていました。これはパロキセチンのような，SSRI と呼ばれる薬物なのですが。
患者：必ず試してもらえますか？
セラピスト：これから試すのなら，治療の目標とするものは何なのか，もしこの薬が効果を示すとしたら，一体何が変化するのかをはっきりさせておかねばなりません。この薬が効いたら，ここが変わるだろうと思うことは何かありますか？
患者：ああ……過量服薬で救急外来に行かなくて済むでしょうね。
セラピスト：そうですね。他に何かありますか？　他に変化するのを期待することは？
患者：私にとって大きいのは，娘とそんなに喧嘩をしなくなるということですね。娘のことは本当に大切に思っていて，いつも喧嘩ばかりしたくないので，それが大きいです。それが変われば，すごく，すごく大きなことです。
セラピスト：そうすると，期待したいのは激しい口論が減る，お嬢さんや，近所の人とも口論が減る，ということみたいですね。
患者：そうですね。
セラピスト：ではあなたは変わりたいですか？　この薬が効いたなら，あなたの社会的機能はよりよくなると思いますか？
患者：うーん…毎日の生活ですぐイライラしてしまうことや，人と喧嘩になることをそんなに心配しなくてよくなれば，きっとボランティア活動にもっと参加できるようになると思います。そこで何が起こるか心配しないで行けることが多くなると思います。
セラピスト：わかりました。どれもとてもいいことだと思います。もしあなたに同意してもらえるなら，激しい口論や喧嘩があったかどうかについて毎日記録をつけるのがよいと思います。ボランティアへ毎日行けたかどうかということですよ。これは変化させたい問題に対して，薬の効果が出ているかどうかをチェックするための良い方法だろうと思います。
患者：難しすぎてできるかどうか…どうやってやるんですか？
セラピスト：そうですね…薬を試みる前に，これからさき1週間，日記をつけるようなことをするといいでしょう。何日くらいこの問題があったか，何日くらいボランティアに行けたか行けなかったか，ということです。
患者：ええ，わかりました。
セラピスト：以前にパロキセチンを飲まれた時，副作用はありました？
患者：ええ，頭痛が…かなりの頭痛と思えるものが，最初の1週間くらい続きました。
セラピスト：そうですか。普段でも頭痛はよくある方ですか？
患者：そうですね…私は本当に頭痛持ちでした。でもそう…2〜3日もするとその痛みは収まったんです。それ以上頭痛が続くことはありませんでした。
セラピスト：わかりました。あなたにもう1つお勧めしたいのは，薬の効果を毎日チェッ

クする時に，頭痛があるかも記録しておくことです。そうしておくことで，薬のせいで頭痛が悪化しているかどうかがわかるからです。あなたのお好きなタイプの書き方でかまいませんが，毎日記録していく項目の中にそれを加えましょう。

患者：薬を飲み始める前に頭痛がしていたかどうか，飲み始めてから頭痛が出たかどうか，ということですね。

セラピスト：そうです。新しく加えた薬で本当に頭痛が悪化するかどうか確かめるのです。

患者：わかりました。これから薬を飲み始めるんですね。

セラピスト：はい。私たちがこれから計画しようとしているのは以下のようなことです。これから1週間の間，変化させようとしている項目に関して，もしあなたがある程度チェックすることができたなら，来週末にお会いしましょう。その時に薬を開始する予定です。ただし期待するような変化が実際に起きているかどうか確かめるために，これらの項目に関するチェックは続けていく予定です。

患者：わかりました。

セラピスト：何か問題な点はありますか？

患者：そうですね，それで結構です。問題ありません。

セラピスト：よかったです。では来週またお会いしましょう。

患者：はい，ありがとうございました。

9．家族を治療に参加させる

このビデオは4つの部分からなる。第1部では怒りっぽく敵対的な家族が，自分たちの怒りに取り組む能力に限界を持つ様が示されている。このビデオの次の3つの部分では，各々の家族メンバーに対して個別に面接が行われ，BPDに関する知識と家庭環境を改変していく必要があることが教えられているところが示されている。第7章はこれについて説明している。第8章の症例7「ジル」は，同じ問題を劇的な形で示している。

ビデオ9

1．「家族」

父親：娘は大げさなんですよ。実のところ，この面接に何の意味があるか理解できません。

セラピスト：そうでしょうか？

父親：問題があるのは娘のメアリー・ジョーであって，私ではありませんから。

母親：ちょっとジョージ，何てこと……

セラピスト：ずっとそう思ってらっしゃったのなら，何が変わったのでしょう。今日こ

こに来て下さったのはなぜでしょうか？
父親：それは……
母親：実を言うと私が強く勧めたんです。もうこんな生活は無理ですから。もう最悪です。私たちはひやひやしていて，いつも怯えているんです。
セラピスト：率直でいられないのはどのような事情があるのでしょう。あなたは何を恐れているのですか？
母親：彼女が自殺してしまうんじゃないかと思って，恐いんです。
セラピスト：彼女が自殺すると…（長い沈黙）…ではメアリー・ジョー，あなたは家族療法が役立つと思いますか？
患者：確かに家の中はひどいもんよね。だけど何かが変わるとは思わない。パパが変わるとは思えない。私のことを全くわかってくれないし，一切責任を取ろうとしないし，聞く耳も持たないし……
父親：（発言を遮って）そんなことはないさ。お前を何とかしようとこんなに努力してるんだぞ。
セラピスト：ちょっと，ちょっと待ってください。落ち着きましょう。いくつかお伝えしたいことがあります。まずこのような状態に陥っているご家族は，あなた方だけではありません。多くのご家族が似たような問題を抱えています。次に，今の状態だとあなた方にとって家族療法がいいとは思えません。お互いをすぐに苛立たせてしまっていますからね。あなた方にとって家族療法が役立つようになるためには，お互いのことをよく見たり聞いたりすることができる程度に，互いの考え方を理解し合うことができるようにしておく必要があります。したがって個別に診察をした方がよいでしょう。最後に，安心してもらえると幸いなのですが，私たちの経験上あなたがたのような不全を抱えるご家族のほとんどがよくなっています。より上手く意思疎通ができるようになり，お互いを苛立たせないようになるのです。まずは個別にお話をしましょう*4。

2．「父親」

父親：娘がBPDに罹っているというのはわかりましたが，彼女は一体どこが悪いんでしょうか。
セラピスト：おわかりかと思いますが，まずお嬢さんの疾患は，彼女に非常に大きな限界があるということを意味していると理解する必要があります。他のお子さんにするような言動を彼女にした時，その反応は他のお子さんとは全く異なるものになるのです。そういう彼女の限界に合わせる調節のようなことをするためには，あなたにより多くの負担が求められることになるのです。あなたにとってそれが簡単ではないこともわかります。でもあなたが彼女の胸に響くようなポイントに合わせる方法を習得できれば，彼女が今ほど癇癪を起こさなくなるのは利点だと思います。彼女はあなたと

もっと打ち解けて話ができるようになり，怒ることは減るでしょう。このようにしてみようというお気持ちはありますか？
父親：娘が他の子どもたちと違うというのは納得がいきました。でもそのために私が変わる必要があるというのが，まだ理解できません。問題は娘にあるように私には思えます。
セラピスト：それでもあなたにその意思があれば，彼女が必要としている調節を行うために，あなたがトレーニングしていくのをお手伝いできることが実はいろいろとあるのです。

3.「母親」

母親：先生，友達や親戚が，みんなもう限界だから，娘を家から追い出すしかないと言うんですよ。御承知のように，これまであの子はどこまでやって大丈夫か，運試しをしてきたでしょう。でも追い出すなんて全く考えられません。自殺してしまうんじゃないかと思ってとても恐いんです。もしあの子が自殺してしまったら，私は自分で自分が許せないでしょう。もうどうしたらいいかわからないんです。
セラピスト：無理もありません。でもあなたにやっていただけることがいくつかあると思います。1つは，彼女がどれくらい本気で自殺しようとしているかを評価する方法を習得してもらうことです。我々はそのための手助けができます。そうすればあなたは自殺という言葉に対して，反射的あるいは衝動的に反応するのではなく，じっくり思慮深く考えられるようになるでしょう。それは彼女が落ち着いて考える手助けにもなるでしょう。もう1つは，あなたが娘さんを守らなければいけない，とりわけお父さんから守らなければならないと感じていらっしゃると私は思ったんですが……。
母親：はい（母親が何度も頷く）。
セラピスト：そのような，あなたとお父さんとの間の分裂というのは有害なことなのです。あなたにそのおつもりではないでしょうし，子どもを守ってあげることは必要です。しかしお父さんが攻撃的で批判的，あなたが保護的で支持的な役割を取るというのは，どちらも変えていく必要があります。だからご主人と顔を合わせたからといってすぐに応酬してはいけません。あなた方のうちの1人がお嬢さんに対して批判的あるいは支持的に対応する前に，2人がどのように対応するかについて，そして2人が共に同意できることについて，まず最初に取り決めておくことがたくさんあるのです。
母親：それは大変そうですね。
セラピスト：たやすいことではありません。これは親御さんが学ばなければならないことで最も難しいことの1つです。でもあなた方にとって役立つと思います。お二人は今までよりもよりチームのようになっていくことでしょうし，お互いに支え合っていると感じることでしょう。さらに重要なのは白か黒か，全か無かという両極端な考え方を育てる温床を，お嬢さんが見つけ出せなくなることです。

M：それを学んでいく上で手助けをしてくれる人はいますか？
セラピスト：ここにはご家族と協力して治療を行うのを専門としている，優れた治療者が何人もいますよ。

4．「娘」

セラピスト：メアリー・ジョー，自分の家族のことをどう思う？
患者：父親はクソ野郎で，母親はふぬけよね。マジイラつく。
セラピスト：今回の短い時間のやり取りの中でも，あなた方がお互いをイラつかせているのはわかりましたよ。ご両親を手助けして，あなたのストレスを軽くできればと思っています。もう少しお父さんが批判的でなくて，お母さんが保護的でなくなると，皆にとっていいと思うのですがね。
患者：そんなことが起こるのをこの目で見てみたいもんだわ。でも2人は絶対に変わらないと思う。
セラピスト：簡単にできるとは言いません。そして当然ながら，彼らに対するあなたの反応を変えることができれば，その度合いに応じて彼らに変化が生じるのはたやすくなることでしょう。ですから家族が機能できるようにするためには，あなた方3人がそれぞれ治療に取り組んでもらわなければなりませんね。
患者：わからないな……

訳者コメント
＊1：自分が「過敏さ」を持つことを患者に受け入れさせるという方針自体は適切なものであるが，この箇所の介入方法（皮肉な笑みを浮かべながらわざとらしく頭を下げた上で，患者が示した反応が過敏なものであるという事実を笑いながら指摘する）に関する限り，読者には少々お勧めし難いものがある。露骨に嘲笑されたと感じた患者からの強い反発や暴力沙汰，さらにはさまざまな事故を引き起こす危険性があるためである（このビデオではセラピストとの関係がよほど確固たるものであるという設定なのかもしれないし，場合によっては「このくらいの対応」をしてもかまわないという例示としては望ましい部分もあるのかもしれないのだが）。
　このような介入を比較的安全に行うための技法としては『治療者と家族のための境界性パーソナリティ障害治療ガイド（黒田章史著，岩崎学術出版社，2014）』の p.63-65「刑事コロンボの原則」を参照されたい（要は真面目な表情で真面目に謝罪した上で，「でも今のは割と過敏な反応でしたかねえ？」と真面目な表情で問いかけることである）。
＊2：緊急事態に対する対応から母親を排除したいという患者の申し出を，このセラピストは比較的ものわかりよく了承しているが，必ずしもこのような「ものわかりのよさ」が望ましい結果につながるとは限らない。読者の参考に資するため，このような形で母親を排除する前にできることのリストを以下に挙げておく。まず母親が事態をどのように「酷くする」のかについて，具体的なエピソードを複数挙げてもらった上で，その危惧がどの程度現実的であるかについて検討すること。姉との間に生じたトラブルと，母親との間のトラブルとの間にどれほどの差があるのか（あるいは無いのか）について検討すること。救急外来に搬送されるような事態が生じた場合には，どのみち母を含め

た家族に対して実情が明るみに出るであろうと,患者に対して予告しておくこと。そして母親が対応の仕方がわからなくて困っている—このようなケースは実に多い—ようであれば,患者とも相談の上で,どのような応対が望ましいかについて母親に指導するとセラピストが申し出ること等である。

＊3：BPD患者を治療する際には,こうしたトラブルが不可避であると誤解する読者がいては困るので,老婆心ながらこのビデオのような状況を比較的簡単に避けるための方法について解説しておくことにする。要は前回の面接で職に就くよう,「就職しないとダメ人間」という（たとえ冗談めかした口調で話したとしても）過激な表現まで使って勧め,強いストレスをかけたことを,セラピストがきちんと自覚しておけば良かったのである（少なくともスーパーバイザーは,反発が生じる可能性があるのを予測しておくよう指導すべきであった）。それさえできていれば,セラピストはこの段階でそれを念頭に置きつつ,「今日は最初からずいぶん怒っているんですねえ」「この前の面接で何か腹が立ったことがありましたか？」などと,就労を巡る話題へと話を振り向けることができたであろう。このように対応することにより,以下の大騒ぎはほぼパスした上で,ビデオの最後の部分（患者が「何だと思う？」とセラピストに問いかける部分）以降のやり取りへと自然に移行できた可能性は高い。

＊4：読者の混乱を避けるためにコメントしておくと,患者を含む家族3人と面接をしているので紛らわしいが,これは「家族面接」のビデオではない。おそらくこのセラピストは家族面接には不慣れであるという設定なのであり,ありふれた家族内の口論に対して早々にギブアップしているのも仕方ないことなのである。以下でセラピストが個々の家族メンバーに対して教示している内容は,実際には家族面接の中で容易に伝達することが可能な,そして家族全員が最初から知識として共有していることが望ましい初歩的なものばかりである（例えば両親が正反対の立場からバラバラに対応するのではなく,密接に協力し合い,チームとして治療に取り組むべきであるという指導など,患者は必ずしも嫌がらないし,むしろ歓迎することの方が多い）。

# 付　録

A. 境界性パーソナリティ障害に対するエビデンスに基づく他の治療と，程よい精神科マネジメントの関係

　弁証法的行動療法（DBT）：DBT は個人療法と集団療法を共に含む行動療法である。この中には，気分のモニタリングおよびストレスに対する適切な対処法に関する講義や宿題が含まれている。これは精神療法の中でも最もよく裏づけが得られているものであり，また学習することが最も容易なものである。この治療法では，セラピストが広い範囲にわたって対応可能な指導者としての役割を果たしつつ，患者が感情や行動を調節するための方法を教えることになる。

　メンタライゼーションに基づく治療（MBT）：MBT は認知療法的あるいは精神力動的精神療法である。これは自己心理学に由来する介入を用い，個人療法と集団療法の双方を含んでいる。セラピストは「無知（not-knowing）」の姿勢で治療に臨む一方で，自他の経験がどのようなものであるかを詳細に観察し，名づける（すなわち心化［メンタライズ］する）よう患者に要求する。この治療法が重きを置く「考えてから対応する（thinking before reacting）」という治療プロセスは，おそらくすべての有効な治療の中核をなすものである。

　転移焦点化精神療法（TFP）：TFP は対象関係論的な精神分析理論の中で開発された，週に2回行われる個人精神療法である。この治療法には患者の気づいていない動機あるいは感情に対する解釈が含まれており，患者の他人に対する誤解——とりわけセラピストに対する誤解（すなわち転移）——に対して終始一貫して重きを置く。これは支持的である度合いが最も少なく，学ぶのが最も困難な治療法である。

程(ほど)よい精神科マネジメントの特異性
- ケース・マネジメント対精神療法
- 状況，対人関係上のストレス要因，そして職業に重きを置く（すなわち仕事は愛情よりも優先される）
- 遺伝的特徴，疾患の経過，そして面倒をみてくれる人物を捜し求めることと

出典：Gunderson JG: "Clinical Practice: Borderline Personality Disorder." New England Journal of Medicine 26:2037-2042, 2011.

相対的特徴

治療法	治療モデル	集中度 (時間数/週)	治療期間	治療様式	重視するもの	妥当性 a	自殺傾向/自殺念慮の取り扱い
DBT	情動調節障害	～3	1年	個人療法と集団療法	感情と自傷行為	+++	さまざまな技能、毎日24時間体制で（電話により）対応
MBT	心的状態の誤解	～3	1.5年	個人療法と集団療法	認知と感情	++	救急外来
TFP	統合されていない攻撃性	～2	1年	個人療法	対人関係	+	救急外来
GPM	対人関係上の過敏さ	～1-2	必要に応じて	個人療法/薬物療法と集団療法、家族面接	対人関係と社会的関係	+	臨時で対応（電話により）、毎日24時間体制で対応することはない

注：DBT＝弁証法的行動療法、MBT＝メンタライゼーションに基づく治療、TFP＝転移焦点化精神療法、GPM＝程よい精神科マネジメント
a 妥当性＝実証的裏づけが得られている度合（+++＝極めて強固、++＝強固、+＝ほどほど）

いった要素を統合するような心理教育を行うことに重きを置く
- 治療関係それ自体が修正的であるという見方を取る
- 薬物療法，家族の関与，そして他の治療様式を統合する

　GPM とは他の研究者の貢献に依拠するところの大きい治療法である。最初に大きな影響を受けたのは Otto Kernberg による，臨床上および理論上の重要な貢献と，TFP において段階的になされたその精緻化である。この治療モデルでは BPD 患者が示す攻撃性と，患者がそれを統合できていないことに対して焦点を合わせるよう治療者に促す。このような見地に基づいて，私（筆頭著者）は自分の逆転移をつぶさに観察し，限界を守り，回避と行動化に対して患者に責任を持たせ，そしてたぶん最も具体的には，解釈を行うことの価値を理解することができるようになった。今でも私はこれらの教えを大切にしているが，実際に治療を行う場合，TFP は支持的である度合いが不十分である場合が多いことに気がついた。Adler（1986）によって BPD に適用された自己心理学のパラダイムの方が，TFP よりも患者にとって心地よいことが明らかになった。この治療法では患者との間で治療同盟を構築することの重要性，寄り添うこと（validation）の有用性，そして治療関係の中で生じる修正体験が持つ意義を強調する。Linehan（1993）によって取り入れられた行動変容理論と，その理論の BPD に対する適用である DBT は，その当時支配的であった精神分析モデルに対して公然と挑戦した。行動変容理論は私の受けた臨床訓練とは異質なものであったが，必要かつ有益であったと自分が知っている数々の実践——指導，元気づけ，そして精神分析モデルの中では見出されていなかったさまざまな随伴性（contingencies）——を，DBT が公然と支持していることにはすぐ気が付いた。また DBT は BPD 患者に生じる不運な出来事は，葛藤ではなく社会的技能の欠落に由来する可能性があるという考えを取り入れた。講義中心の教授法，技能訓練，そして宿題を課すといった介入が付け加えられたのは重要なことであった。

　Anthony Bateman と Peter Fonagy により開発された，BPD に対する治療モデルである MBT（1999）では，子どもの養育において経験的に観察されていた初期の発育不全を修正するものであると明確に考えられていた。この治療モデルは概念的に，そして臨床的に革新的なものであった。MBT は DBT のように，BPD 患者には技能が欠落していると考えた。しかし DBT とは異なり，彼らに欠落しているのは自分自身の，そして他人の心を読み取る技能なのである。MBT では好奇心に富んだ「無知（not-knowing）」の探求者としての臨床家の役割を重

視する。この治療モデルでは自己認識と共感の重要性，そしてさまざまな誤帰属（misattributions）[訳注1]を修正する上で治療が中心的な役割を果たすことを強調する。

B. 境界性パーソナリティ障害に対するエビデンスに基づくさまざまな治療に共通する要因

　プライマリ臨床家：患者と診断について話し合い，治療の進展について評価し，安全性についてつぶさに観察し，そして他の専門家や家族メンバーとのコミュニケーションについて差配する臨床家を一人指名しておく。

　構造：治療目標や治療上の役割，臨床家の対応可能性の限界，自殺行為あるいは他の緊急事態に対してうまく対応するための計画を設定しておく。

　支持：心配しつつ関心を寄せること。患者の苦悩，絶望に対して，そして患者には変化が生じるという明るい可能性があることに対して，治療者が寄り添う（validation）。

　関与：治療が進展するかどうかは，患者が自分の感情や行動を制御するための努力を積極的に行うかどうかによって決まる。

　積極的介入：臨床家は積極的である必要がある（患者が沈黙した時や話が脱線した時には割って入る）。(腹立たしげな，あるいは見下したような受け答えを含む)今ここでの状況について話の焦点を合わせる。拒絶されたこと，応援してもらえないことや他の出来事と，自分に生じた感情とを患者が結びつけていくための手助けを行う。

　自殺の脅しあるいは自傷行為に対して，心配はするものの過敏に対応しないこと：臨床家は自分が心配していると患者に伝えはするものの，思慮深く対応（すなわち必ずしも入院を勧めるとは限らない）し，その問題について同僚と話し合う。

　自己認識：自分に対する理想化あるいは価値下げがなされると，臨床家はそれに応じてその患者を救ってあげたい，あるいは罰してやりたいという気持ちになる（逆転移）。そのような反応について同僚と話し合う必要がある。

出典：Bateman 2012; Gunderson 2011; Weinberg et al. 2011.
訳注1）ある出来事が，実際にはつながりや関連を持っていないものに起因すると見なしてしまうこと。第1章の表1-2を参照。

C. 安全対策：その一例

　以下の安全対策（本書 61 ページおよび 64 ページを参照）を患者が作成している様子は，第 9 章に記載されているビデオ 5「危険防止を行う」の中で閲覧可能である。

安全対策
第 1 段階：前兆
- パニック状態になる
- 息ができないと感じる，外に出て行きたくなる
- 薬か酒を飲みたくなる

第 2 段階：気分転換をするための方法，あるいは気持ちを宥めるような方法を用いて対処する
- 犬をなでる

第 3 段階：社会的状況はどのようなものか，あるいは自分が気を紛らわせるための手助けをしてくれるような人々はいないか
- 2 人の女友達が手助けをしてくれる

第 4 段階：助けを求められる人はいないか
（もしあなたが危機的状況に陥った時，助けにはならない人物がいるなら留意しておく）
- 危機的状況の際には，母親には助けを求めないで欲しい

第 5 段階：危機的状況の最中に連絡を取ることのできる専門家あるいは組織はあるか
- 「危機支援活動チーム（Crisis Outreach and Support Team [COAST]）」による緊急電話相談
- 他の人々のリストは宿題として完成させること

出典：Stanley B, Brown GK: "Safety Planning Interventions: A Brief Intervention to Mitigate Suicide Risk." Cognitive and Behavioral Practice 19: 256–264, 2012.

第6段階：環境をより安全なものとする

・たやすく薬が飲めないように，薬剤は鍵をかけて保管する

D．家族のためのガイドライン

目標：ゆっくりいこう
1. 変化を達成するのは難しいし，恐怖心を伴うのを忘れないこと。「大進歩」がみられたとほのめかしたり，「君ならできるよ」と元気づけたりするのには慎重であるように。「進歩」は見捨てられ不安を引き起こす。
2. 期待し過ぎるのを止めること。達成することの可能な現実的な目標を設定すること。大きな問題を少しずつ解決していくこと。一度に取り組むのは1つだけにしておくこと。「大きな」目標あるいは長期にわたる目標は，失望と失敗につながる。

家族環境：物事を冷静に捉えていくこと
1. 物事を冷静に落ち着いて捉えていくこと。互いに評価がなされるのは当たり前のことである。その調子を和らげること。食い違いが生じるのも当たり前のことである。その調子もまた和らげること。
2. 家族の日課を可能な限り維持すること。家族や友人との連絡を絶やさないこと。人生には問題以外のものもあるのであり，したがって楽しい時を過ごすのを諦めてはならない。
3. 会話の時間をとること。軽いあるいは当たり障りのない内容についてお喋りをするのは有益である。もし必要であれば，会話をするための時間を予定に組み込むこと。

危機管理：注意を払い，しかし平静を保つこと
1. 非難や批判を受けながらも，防衛的にならぬこと。いかに不当であっても，あまり言い返さず，争わないようにすること。あえて傷つけられるがままにすること。批判されたことの中で正しいことがあればそれが何であれ認めること。
2. 自己破壊的行為あるいはその脅しに対して，注意を払う必要がある。無視してはならない。パニックに陥ってはならない。自己破壊的行為について

知っておくのはよいことである。この問題に関して隠しごとがあってはならない。家族メンバーと話す際に自己破壊的行為に関する話題を率直に取り上げ，そこで話された内容を専門家に必ず知らせるようにすること。
3. 傾聴すること。一人ひとりが抱くマイナスの感情が聞き届けられている必要がある。「そうじゃない」と言わないこと。そうしたマイナスの感情を追い払わないようにすること。恐れ，寂しさ，不全感，怒り，あるいは要求を表現するような言葉を用いるとよい。感情に基づいて行動するよりも，感情を表現する言葉を用いる方がよい。

問題に対処する：共同で一貫した態度で対処すること
1. 家族メンバーの問題に対処する際には**常に**，
   a. 何が行われるべきかを明らかにする際に，その家族メンバーに関わらせること。
   b. その家族メンバーに，その解決法において必要とされることを「やる」ことができるかどうかを尋ねること。
   c. その家族メンバーが，必要とされることを「やる」際に，他の家族の手助けが必要かどうかを尋ねること。
2. 家族メンバーはお互いに協力して行動する必要がある。親の一貫性のなさは深刻な家族葛藤を増悪させる。誰もがやり通すことができるような方針を作り上げること。
3. もし家族が投薬あるいはセラピストの介入に対して懸念を抱く場合には，患者である家族メンバーとそのセラピストあるいは主治医の両者に対して必ず知らせるようにすること。もし家族が治療費を負担している場合，セラピストあるいは主治医に対してその懸念を申し入れる権利がある。

限界設定：率直に，しかし注意深く
1. 家族が耐えられる限界を述べて，限界設定を行うこと。家族が期待していることを，わかりやすい平明な言葉で知らせるように。誰もが自分に何が求められているかを知る必要がある。
2. 自分の行為により生じる当然の結果から，家族メンバーを庇い立てしないこと。彼らが現実について学習できるようにすること。少々壁にぶつかる必要のある場合が多い。
3. 癇癪，脅し，殴りかかること，そして唾を吐きかけることといった，家族

に対する虐待を許さないこと。そこから立ち去り，後にその問題を検討するために立ち戻ること。
4．威嚇や最後通告を用いるのは慎重に。それらは最後の手段である。威嚇や最後通告を，他の家族が変わるよう納得させるための手段として用いてはならない。家族がそれをやり通すことが可能であり，また実際にそうするであろう場合にのみ威嚇や最後通告を行うこと。他の人——専門家を含む——に，家族がいつそれを行うかを決める手助けをしてもらうこと。

出典：Gunderson J, Berkowitz C: Family Guidelines: Multiple Family Group Program at McLean Hospital. New England Personality Disorder Association. これは以下のアドレスにて入手可能である。http://www.borderlinepersonalitydisorder.com/wp-content/uploads/2012/10/Palmer_NEABPD10_14_12a-1.pdf.Accessed May 2,2013.

文 献

Adler G: Borderline Psychopathology and Its Treatment. New York, Jason Aronson, 1986

American Psychiatric Association Practice Guidelines: Practice guideline for the treatment of patients with borderline personality disorder. American Psychiatric Association. Am J Psychiatry 158:1–52, 2001

Bateman A: Treating borderline personality disorder in clinical practice. Am J Psychiatry 169:560–563, 2012

Bateman A, Fonagy P: The effectiveness of partial hospitalization in the treatment of BPD: a randomized controlled trial. Am J Psychiatry 156:1563–1569, 1999

Bateman A, Fonagy P: Randomized controlled trial of outpatient mentalization-based treatment versus structured clinical management for borderline personality disorder. Am J Psychiatry 166:1355–1364, 2009

Bateman AW, Fonagy P: Handbook of Mentalizing in Mental Health Practice. Washington, DC, American Psychiatric Publishing, 2012

Bender DS, Skodol AE, Pagano ME, et al: Prospective assessment of treatment use by patients with personality disorders. Psychiatr Serv 57: 254–257, 2006

Chanen AM, Jackson HJ, McCutcheon LK, et al: Early intervention for adolescents with borderline personality disorder using cognitive analytic therapy: randomized controlled trial. Br J Psychiatry 193:477–484, 2008

Clarkin JF, Levy KN, Lenzenweger MF, et al: Evaluating three treatments for borderline personality disorder: a multiwave study. Am J Psychiatry 164:922–928, 2007

Cloud J: The mystery of borderline personality disorder. Time Magazine. January 19, 2009, Vol 173, No 2.

Cowdry RW, Gardner DL: Pharmacotherapy of borderline personality disorder: alprazolam, carbamazepine, trifluoperazine, and tranylcypromine. Arch Gen Psychiatry 45:111–119, 1988

Dawson D, MacMillan HL: Relationship Management and the Borderline Patient. New York, Brunner/Mazel, 1993

Donegan NH, Sanislow CA, Blumberg HP, et al: Amygdala hyperreactivity in borderline personality disorder: implications for emotional dysregulation. Biol Psychiatry 54:1285–1293, 2003

Gabbard GO: Do all roads lead to Rome? New findings on borderline personality disorder. Am J Psychiatry 164:922–928, 2007

Grilo CM, Sanislow CA, Skodol AE, et al: Longitudinal diagnostic efficiency of DSM-IV criteria for borderline personality disorder: a two-year prospective study. Can J

Psychiatry 52:357–362, 2007

Gunderson JG: Borderline Personality Disorder: A Clinical Guide. Washington, DC, American Psychiatric Press, 1984

Gunderson JG: The borderline patient's intolerance of aloneness: insecure attachments and therapist availability. Am J Psychiatry 153:752–758, 1996

Gunderson JG: Borderline Personality Disorder: A Clinical Guide. Washington, DC, American Psychiatric Press, 2001

Gunderson JG: Disturbed relationships as a phenotype for borderline personality disorder. Am J Psychiatry 164:1637–1640, 2007

Gunderson JG: Borderline personality disorder: ontogeny of a diagnosis. Am J Psychiatry 166:530–539, 2009

Gunderson JG: Clinical practice: borderline personality disorder. N Engl J Med 26:2037–2042, 2011

Gunderson JG, Berkowitz CB: Family Guidelines: Multiple Family Group Program at McLean Hospital. Belmont, MA, New England Personality Disorder Association, 2006. http://www.borderlinepersonalitydisorder.com/wp-content/uploads/2012/10/Palmer_NEABPD10_14_12a-1.pdf. Accessed May 2, 2013.

Gunderson JG, Links P: Borderline Personality Disorder: A Clinical Guide, 2nd Edition. Washington, DC, American Psychiatric Publishing, 2008

Gunderson JG, Lyons-Ruth K: BPD's interpersonal hypersensitivity phenotype: a gene-environment-developmental model. J Pers Disord 22:22–41, 2008

Gunderson JG, Bender D, Sanislow C, et al: Plausibility and possible determinants of sudden "remissions" in borderline patients. Psychiatry 66:111–119, 2003

Gunderson JG, Morey LC, Stout RL, et al: Major depressive disorder and borderline personality disorder revisited: longitudinal interactions. J Clin Psychiatry 65:1049–1056, 2004

Gunderson JG, Stout RL, McGlashan TH, et al: Ten-year course of borderline personality disorder: psychopathology and function: from the Collaborative Longitudinal Personality Disorders study. Arch Gen Psychiatry 68:827–837, 2011

Gunderson JG, Stout RI, Keuroghlian A, Shea MT, Keuroghlian A, Morey LC, Grilo CM, Sanislow C, Yen S, Zanarini MC, Markowitz JC, McGlashan TH, Skodol AE: Interactions of borderline personality disorder with affective disorders. Paper presented at the 165th annual meeting of the American Psychiatric Association, Philadelphia, PA, May 5–9, 2012

Keuroghlian A: Interactions of borderline personality disorder and anxiety disorders, eating disorders, and substance use disorders over 10 years. Paper presented at American Psychiatric Association 166th annual meeting, San Francisco, CA, May 18, 2013

Kolla NJ, Links PS, McMain S: Demonstrating adherence to guidelines for the treatment of patients with borderline personality disorder. Can J Psychiatry 54(3):181–189, 2009

Linehan MM: Dialectical Behavioral Therapy of Borderline Personality Disorder. New York, Guilford, 1993

Links PS, Kolla N: Assessing and managing suicide risk, in The American Psychiatric Publishing Textbook of Personality Disorders. Edited by Oldham JM, Skodol AE, Bender DS. Washington, DC, American Psychiatric Publishing, 2005, pp 449–462

Maltsberger JT, Ronningstam E, Weinberg I, et al: Suicide fantasy as a life-sustaining recourse. J Am Acad Psychoanal Dyn Psychiatry 38:611–623, 2011

McGlashan TH: Implications of outcome research for the treatment of borderline personality disorder, in Borderline Personality Disorder: Etiology and Treatment. Edited by Paris J. Washington, DC, American Psychiatric Press, 1993, pp 235–260

McMain SF, Links PS, Gnam WH, et al: A randomized trial of dialectical behavior therapy versus general psychiatric management for borderline personality disorder. Am J Psychiatry 166:1–10, 2009

McMain SF, Guimond T, Streiner DL, et al: Dialectical behavior therapy compared with general psychiatric management for borderline personality disorder: clinical outcomes and functioning over a 2-year follow-up. Am J Psychiatry 169: 650–661, 2012

Mercer D, Douglass AB, Links PS: Meta-analyses of mood stabilizers, antidepressants and antipsychotics in the treatment of borderline personality disorder: effectiveness for depression and anger symptoms. J Pers Disord 23:156–174, 2009

Nadort M, Arntz A, Smit JH, et al: Implementation of outpatient schema therapy for borderline personality disorder with versus without crisis support by the therapist outside office hours: a randomized trial. Behav Res Ther 47:961–973, 2009

Rockland LH: A supportive approach: psychodynamically oriented supportive therapy: treatment of borderline patients who self-mutilate. J Pers Disord 1:350. 353, 1987

Rockland LH: Supportive Therapy for Borderline Patients: A Psychodynamic Approach. New York, Guilford, 1992

Shanks C, Pfohl B, Blum N, et al: Can negative attitudes toward patients with borderline personality disorder be changed? The effect of attending a STEPPES workshop. J Pers Disord 25:806–812, 2011

Silbersweig D, Clarkin JF, Goldstein M, et al: Failure of frontolimbic inhibitory function in the context of negative emotion in borderline personality disorder. Am J Psychiatry 164:1832–1841, 2007

Silk KR, Faurino L: Psychopharmacology of personality disorders, in The Oxford Handbook of Personality Disorders. Edited by Widiger T. London, England, Oxford University Press, 2012, pp 712–726

Stanley B, Gameroff MJ, Michalsen V, et al: Are suicide attempters who self-mutilate a unique population? Am J Psychiatry 158:427–432, 2001

Weinberg I, Ronningstam E, Goldblatt MJ, et al: Common factors in empirically supported treatments of borderline personality disorder. Curr Psychiatry Rep 13:60–68, 2011

Winnicott DW: Transitional objects and transitional phenomena: a study of the first not-me possession. Int J Psychoanal 34:89–97, 1953

Yen S, Shea MT, Sanislow CA, et al: Borderline personality disorder criteria associated with prospectively observed suicidal behavior. Am J Psychiatry 161:1296. 1298, 2004

Yen S, Pagano ME, Shea MT, et al: Recent life events preceding suicide attempts in a personality disorder sample: findings from the collaborative longitudinal personality disorders study. J Consult Clin Psychol 73:99–105, 2005

Yen S, Shea MT, Sanislow CA, et al: Personality traits as prospective predictors of suicide attempts. Acta Psychiatr Scand 120:222–229, 2009

Yeomans FE, Clarkin JF, Kernberg OF: A Primer for Transference Focused Psychotherapy for the Borderline Patient. Northvale, NJ, Jason Aronson, 2002

Young JE: Cognitive Therapy for Personality Disorders. Sarasota, FL, Professional Resource Exchange, 1990

Zanarini MC, Frankenburg FR, DeLuca CJ, et al: The pain of being borderline: dysphoric states specific to borderline personality disorder. Harv Rev Psychiatry 6:201–207, 1998

Zanarini MC, Frankenburg FR, Reich DB, et al: Time to attainment of recovery from borderline personality disorder and stability of recovery: a 10-year prospective follow-up study. Am J Psychiatry 167:663–667, 2010

訳者あとがき

　あなたが医療あるいは臨床心理に携わる専門職であるか，この疾患に悩んでいるご当人であるか，ご家族であるかはひとまず問わないことにしよう。本書を手に取ったからには，あなたは境界性パーソナリティ障害（BPD）に多少なりとも興味を持っているはずである。J.G. ガンダーソンによって著された本書は，そのような人たちのいずれに対しても，必要最小限の正確な知識を提供するためのものである。

　必要最小限の知識なんて，わざわざ本書など読まなくても，今どきネットやメディアを通していくらでも身につけられると思う人もいるかもしれない。そう思う人はこれからBPDの基礎知識に関していくつか問題を出すので，どれほど答えられるか試しに解いてみてほしい。採点は1＝正しい，2＝間違いではないが，適切とは言えない，3＝間違っているだけでなく，有害ですらある，という形でつけてもらおう。

【問】BPDの病因とその経過に関して，あなたは以下のように考えるべきである。
　A．BPDの病因は，非常に過酷な家庭環境や愛情不足の状況で育ったことである。
　B．BPDのもう一つの病因は，一見すると恵まれた家庭環境に育ったように見えても，その家の「こうでなければならない」という基準に支配されて育ってきたことである。
　C．BPDの症状は6年で約半数が寛解する（診断基準を満たさなくなる）。

解　説

（第3章「診断の開示」および「どのように診断を開示するか」，さらに第9章ビデオ1「心理教育」を参照）

　A＝3：そうではない。BPDの病因として最も重要なのは遺伝的要因である（～55%）。それに加えて患者が家庭の内外で，生まれ持った資質に応じて経験する環境要因（家族に共有されない［ユニークな］環境要因）が重要であり，家族に共

有される環境要因がBPDの発症に対して果たす役割は極めて小さい。本書の中でガンダーソンが，BPDの心理教育をおこなうに当たって「(BPD患者は) 育ててくれる人々に対して極めて過敏で反発を起こしやすい遺伝的素因を持って生まれてくる」「(BPDを発症しやすい子どもは) 他の子どもに比べて，親の行動が拒絶あるいは怒りに由来するものと受け取りがち」といった要素を強調して説明しているのはそのためである。

　B＝3：そうではない。上記の項目Aに対する解説を参照すること。項目Aの場合と同じように，巷で流布されているこうしたタイプの誤った説明は，BPD患者が「被害者のポジションを取る（自分は誰かの犠牲者であるから，なすべきことは犯人を告発することであって，自分自身が変わる必要はない，という問題の多い信念を抱く）」ことに繋がりやすいだけでなく，BPD患者の家族に対する不当な偏見を生み出す原因となるという意味で極めて有害である。

　C＝2：BPDの寛解率（診断基準を1年間満たさなかった患者の割合）は，ガンダーソンらがおこなった長期予後研究（CLPS）によれば2年で約50％，10年目までに85％である。「6年で約半数が寛解」という数値を支持するデータはないが，ザナリーニらのおこなった長期予後研究（MSAD）によれば，BPD患者の約半数が「持続的寛解（4年間診断基準を満たさない）」をするに至る期間は約6年である。ただしこの研究で「持続的寛解」という概念をわざわざ用いているのは，4年もの長期にわたり診断基準を満たしていなくても，それが「回復」とは異なることを示すためであり，通常BPDの予後を語る場合に「持続的寛解」の数値が用いられることはない。

　さてあなたはどれくらい正答できただろうか。1問も正答出来なかっただけでなく，解説を読んでも半信半疑という人もいるかも知れない。そういう人がいるのも無理はない。この問題は今年（2017年）放映された某「教育番組」において，全て1と採点するのが正しいと説明されていたのだから。まずはそのような先入見を持っている――あるいは持たされている――人たちにとって，本書の与える情報は極めて大きな意義を持つことになるだろう。

　また本書は，上記の問いに比較的簡単に答えられるような人たち（おそらくは治療に携わる専門家）にとっても，BPD患者と治療的関わりを持つ上での**基本**に関して重要な示唆を与えることは間違いない。たとえば本書第9章の模擬面接ビデオで示されている，患者とセラピストのやり取りを一渉り眺めてみれば，BPD

を治療していく上で治療者に必要とされる基本的姿勢が，いわゆる「カウンセリング的なるもの」からいかにかけ離れているかがわかるのではないだろうか。

セラピストは常に治療の主導権を握り，「専門家（知識ある者）」として振る舞い，もっぱら演繹的な姿勢を取る——すなわちBPDに関する一般的な理論に基づき，個々の患者にみられる具体的な問題について（「この問題は〜という病理に由来すると思われる」「これは〜という症状に相当する」といった形で）推論し，説明していくという姿勢で治療に臨む。また患者を決して「お客様扱い」することなく，治療において患者が積極的な役割を果たすよう粘り強く求めていく（患者は**変わらなければならない**！）。また治療外で患者が充実した生活を送れるようになることを重要な目標として定め，なるべく早く学校，仕事，あるいは家事労働に就くよう指導していく。

治療に携わる専門家の中には，BPDという疾患で苦しんでいる患者に対して追い打ちをかけるような介入であるとして，本書で示されているようなセラピストの姿勢に対して強い違和感——ことによると嫌悪感——を抱く人もいるかもしれない。だが精神科以外の領域の治療に目を向けるなら，こうした治療者の姿勢はごく一般的かつ常識的なものに過ぎない。また患者が直面するさまざまな問題は不可解なものではなく，筋道立てて理解すること，さらに変えていくことさえ可能なものであることを，患者や家族に対して折々伝えていくのは，この疾患の治療を行なうにあたって欠かすことのできない手続きなのである。このような方向づけがなされない限り，患者が自分を変え，「きちんと生きて（get a life）」いくという，短期的には苦痛を伴う作業に責任を持って継続的に取り組み，それを家族が支えていくというプロセスを，首尾よく進めていくことは難しいだろう。

またこうした姿勢は，本書の中でセラピストが「無知の姿勢（not knowing）」を取ることの重要性を強調しているのと矛盾すると思う人だっているかもしれない。だが著者も述べているように「専門家（知識ある者）の姿勢」と「無知の姿勢」は決して両立し得ないわけではない。むしろ知り得る知識はできる限り得ようと努力した上で，得られた知識について必要とあらばどこまでも再検討していくという姿勢を取ることは，治療者だけでなく患者にとっても極めて大きな意義を持つのである——いやむしろ**患者にとってこそ**より重要な意義を持つと言うべきか。

もちろん訳者は上記のビデオで示されている面接の進め方について，必ずしも全面的に賛同するわけではない。BPD患者に対して治療的介入をおこなう場合，どのような内容の介入をおこなうかということと同程度あるいはそれ以上に，ど

のような形で介入をおこなうかが重要であるが，この模擬面接ビデオでは「どのような形で」という点に関する配慮がやや不充分な箇所が散見されるように思われるためである（それが具体的にどのような箇所を指しているかについては，本書第9章末の「訳者コメント」を参照されたい）。

しかし本書で示されているような方向性が，BPDに対する関わり方の基本として治療者の間で共有されるなら，この疾患に対する治療が大きく底上げされていくことは間違いない。その意味でBPDの治療に携わる臨床家が，「程よい（good enough）」技量を身につけるために最低限必要な知識を提供するという著者の目論見は，見事に達成されていると言って良いだろう。また患者や家族が本書に触れ，BPDに関する正確な知識を獲得し，治療ではどのようなことがおこなわれ，自分たちには何が要求されるかについて，あらかじめ見当がつけられるようにしておくことは，この疾患の治療を円滑に進めていく上で大きな力になるに違いない。

ただしBPD治療の底上げを図るという著者の狙いは充分に達成されているとしても，この疾患を治療していく上で最大の問題と言って良い，心理社会的機能の不全に対応するための方法を提示することには，本書においてもやはり成功しているとは言い難いように思われる（これは著者が，家族を治療資源として活用する方法を，充分に構築できなかったこととも関係しているかもしれない）。もっとも，これは決して著者だけの問題ではなく，弁証法的行動療法やメンタライゼーションに基づく治療といった，これまでに提唱された主だった治療法においても，ほぼ手つかずのままになっている領域なのだが。

心理社会的機能の不全に対してどのような治療的対応をおこなうことが可能であり，そしてそれを実践する上で家族をはじめとした，患者の周囲の人々がいかに重要な役割を果たすかについて詳細に論じた書物としては，現在でも拙著『治療者と家族のための境界性パーソナリティ障害治療ガイド』（岩崎学術出版社，2014）が唯一のものである。BPDが回復していく上で，家族を中心とした支援ネットワークが果たす役割の重要性は，欧米においてもようやく認識され始めたテーマでもあるから，興味のある方は一読していただければと思う。

最後になったが，本書の著者であるJ.G. ガンダーソンについてほんの少しだけ紹介しておく。ハーバード大学医学大学院の教授であり，マクリーン病院のパーソナリティならびに　心理社会研究部門の責任者でもあるガンダーソンは，BPDに関する世界的権威の1人というより，この疾患の概念を構築する上で大きな役

割を果たした人物として名高い。また前著『境界性パーソナリティ障害　クリニカル・ガイド』（黒田章史訳，金剛出版，2006）は既に古典としての地位を確立しているから，本書を読んで興味を持たれた方は（少々歯ごたえがあることは覚悟の上で）読み進まれると良いかも知れない。

　本書を訳出する上で，クリルモッド・トーキョーの三輪知子氏には特別にお世話になった。本書に付属している面接ビデオを，第9章に収められているような形へと訳出してくれたのである。文体を統一する上で，私自身も文章を多少いじってはいるが，三輪氏の助力がなければ本書にビデオ面接の内容を収めることができなかったことは間違いない。厚く御礼申し上げたい。

　また岩崎学術出版社編集部の小寺美都子さんには，いつものように――いやいつもにも増して！――お世話になった。正確な訳文を目指すのは訳者として当然の責務だろうが，それを意味の通りやすい日本語になるまで練り直すという作業を，小寺さんは驚くべき熱意で手助けしてくれたのである。小寺さんがやむを得ぬ事情から，途中で本書の担当を離れることになったのは残念至極であったが，その代役は長谷川純氏が立派に果たしてくれた。両氏に心から感謝する。

　本書を通して，憂慮しなければならないほどに立ち後れた水準にあるわが国のBPD臨床が，わずかなりとも底上げされることを願ってやまない。

2017年12月

黒田　章史

索　引

あ行

愛着　22, 48, 57, 79, 106, 143, 153, 174, 175
安全計画を立てる（ビデオを用いた説明）　204～208
安全対策　56, 67, 83, 84, 114, 120, 136, 138, 141, 142, 155, 187, 223
言い方（心理教育をする場合の）
　家族に対する心理教育を行う際の言い方　94～95
　家族に治療に参加するよう求める際の言い方　91
　自殺傾向がある患者が無益な入院をしたいと望む場合の言い方　69
　自殺傾向のある患者に対する言い方　61
　集団療法を勧める際の言い方　87～88
　診断を開示する際の言い方　43～44
　セッション間の対応可能性について説明する際の言い方　49
　治療者と「結びついていない」場合の言い方　57
　治療の枠組みを設定する際の言い方　46
　薬物療法を始める際の言い方　73
怒りに対する対応　208～209
移行関係（transitional relatedness）　50
移行対象としての治療者　39, 53
一般的な精神科マネジメント（General Psychiatric Management）　21～26
　研究に基づく裏付け　26
うつ病とBPD　81～82
エビデンスに基づく治療に共通する要因　222
　関与　222

　構造　222
　支持　85, 222
　積極的介入　222
　プライマリ臨床家　46, 92, 222
　臨床家の自己認識　222
オランザピン　80

か行

介入
　家族介入　91～98
　　症例　183～190
　　家族に対する心理教育　92, 94～95
　積極的介入　222
抱える環境（holding environment）　5, 29, 33, 36, 66, 72, 92, 93, 130
家事労働をさせる　35, 48
過食症　→併存症を参照
家族介入　91～95, 183～190
　受け入れセッションの際に家族が付き添っている場合　91
　親が治療に参加するよう求める　93
　家族介入の序列　92
　家族のためのガイドライン　224～226
　　家族環境　224
　　危機管理　224
　　共同して一貫した態度で接する　225
　　限界設定　225
　　目標　224
　患者の自殺を家族が恐れる場合　97
　虐待がおこなわれていると患者が主張する場合　96～97
　治療者が両親と会うのを患者が拒否する場合　96
　治療者が両親に共感する　93
　治療同盟の確立　93～95

共同治療者となるよう依頼する　95
　　支持　93〜94
　　心理教育　92〜94
　　ビデオを用いた説明　214〜217
　　両親が互いに疎遠である場合　98
　　両親が治療に無関心である場合　97〜98
家族支援グループ　92
家族療法　92
患者
　受け入れセッション　91
　患者は変化するよう求められている　34
　　変化はどのように生じるか　37〜39
　経過に対して抱く期待　40〜41
　自殺企図が繰り返される場合　68
　自殺傾向に対する入院　68〜69
　自殺を「考慮から外す」のに同意しない場合　70
　社会的リハビリテーション　36, 38〜39
　修正体験　36
　重要な人物に連絡するのを患者が拒否する場合　69〜70
　宿題　52〜54
　責任を担わせる　34〜35
　治療外の患者の生活　35〜36
　治療者に親しみを感じない場合　57
　治療の進展を評価する　47〜48
　治療の枠組みを受け入れない場合　56〜57
　治療を始める　46〜58
　　セッション間の対応可能性　49〜51
　　治療の進展を評価する　47〜49
　適切なケアのレベルを選択する　63〜64
　不穏状態あるいは自傷行為を行う患者に対する薬剤の使用　80〜81
　まず考えてから行動する　36, 37
　満たしている診断項目の数が足りない場合　45
　薬物治療を拒否する場合　81
　薬物治療を中止するのに同意しない場合　80
　薬物療法との協働　73〜75
　薬物療法に対する否定的な態度　74〜75
　臨床家と患者の関係　33〜34, 52, 57〜58
　　ビデオを用いた説明　199〜200
　BPDという診断を開示することと開示しないこと　41
　BPDという診断を拒否する場合　44
関与（エビデンスに基づく治療に共通する要因としての）　222
きちんと生きる（get a life）　38, 47, 81, 134
技能訓練グループ　89〜90
気分安定薬
　治療の対象とする症状　77
　BPD治療に対する気分安定薬の使用について　75, 82
虐待　96〜97
　虚偽の申し立て　96
　どのように取り扱うか　96〜-97
境界性パーソナリティ障害
　――とうつ病　81〜82
　――と過食症　79
　――の患者を治療することに関する姿勢　3
　遺伝性　15, 18, 20, 21, 42, 43, 94, 95, 107
　エビデンスに基づく他の治療とGPMの関係　219〜222
　エビデンスに基づく治療に共通する要因　222
　解離症状　57
　家族のためのガイドライン　224〜226
　患者が診断を拒んだ場合　44
　患者と関わりを持つこと　5
　患者と家族に対する心理教育　42
　患者に生じる変化　37〜39
　患者に責任を担わせる　34〜35
　患者のための安全対策　223〜224
　　ビデオを用いた説明　204〜208
　自制力の乏しさ　95

社会的学習の障害　89
社会的リハビリテーション　36, 38
集団療法　87～90
　　グループを欠席する場合　91
　　集団療法の序列　89
　　症例の説明　143～175
　　他のメンバーに参加の機会を与えないような行動をした場合　90
　　メンバー間の排他的結びつき　90～91
症状としての自殺　59～71
症例の説明
　　家族介入　183～190
　　身体化と治療同盟を作り上げること　121～132
　　診断をつける　102～110
　　長期にわたる治療　143～175
　　治療の分担の失敗　175～183
　　入院と依存　132～143
　　不安と抑うつ　110～121
　　併存症　77～80
診断　40～45
　　症例の説明　102～110
　　診断の開示　40～43
　　治療同盟を築き上げるための基盤としての　41
　　どのように開示するか　43～44
　　臨床家にとっての心の準備　41～43
セラピストの変更　55～56
前頭前皮質の機能低下　42
対人関係上の一貫性　30～31
治療外の患者の生活　35～36
治療者の柔軟性　36～37
治療同盟の確立　51～55
　　ビデオを用いた説明　199～200
　　連続的に成立する治療同盟のさまざまな型　53
治療に関する神話　4
治療の分担　83～98
　　家族介入　91～98
　　　家族介入の序列　92
　　　患者の賛同を得る　93
　　　共同治療者となるよう依頼する　95
　　　心理教育　92, 94～95
　　　治療同盟の確立　93～95
　　　治療に参加するよう家族に求める　93
　　　よくある問題（家族）　96～98
　　異なった治療様式が持つ補完的機能　84
　　他の治療様式を選択する　83～85
　　治療を分担する上での枠組み　84
　　治療を分担する根拠　83
　　よくある問題　85～87
　　　患者が他の治療者を価値下げする場合　85～86
　　　共同治療者との関係　87
　　　処方医との連絡　86～87
治療を立ち上げる　46～58
　　患者が治療者に愛着を抱かない場合　57
　　患者が治療の枠組みを受け入れない場合　56
　　症例の説明　102～110
　　セッション間の対応可能性　49～51
　　セラピストが対応できない時の取り決め　58
　　治療の進展を評価する　47～48
　　薬物治療　52
特異的な治療に対するランダム化比較試験　20
特異的な治療のためのセンター　18
併存症　77～80
　　症例の説明　102～110
扁桃体の過剰反応性　42
程よい精神科マネジメント　15～26
薬剤選択のためのアルゴリズム　76
薬物療法　72～82
　　——にまつわる問題
　　　うつ病にまつわる問題　81～82
　　　気分安定薬にまつわる問題　82
　　　双極性障害にまつわる問題　82
　　　不穏状態の患者に対する投薬にまつわる問題　80～81
　　　薬物治療の拒否にまつわる問題

　　　　81
　　薬物治療の中止にまつわる問題
　　　　80
　　一般的指針　72〜73
　　治療同盟を作り上げる　73〜75
　　併存症　77〜79
　　薬剤の選択　75〜77
　　薬物療法の現状　74
　　臨床家の自己開示　34
拒食症　→併存症を参照
クエチアピン　80
クロルプロマジン　80
ケース・マネジメント　21, 84〜85
　　助言や支持　85
　　治療外の患者の生活に焦点を合わせる　21
　　権威／規則を受け入れること　36, 39
抗精神病薬
　　治療の対象とする症状　77
　　BPDに対する治療薬としての　75〜77
抗不安薬
　　治療の対象とする症状　77
　　BPDに対する治療薬としての　77

さ行

三環系抗うつ薬　75
自己愛性パーソナリティ障害　→併存症を参照
自殺　59〜71
　　概説　59〜60
　　患者が自殺を「考慮から外す」のに同意しない場合　70
　　「事後検討」カンファランス　67
　　自己を危険にさらすような行動と自殺　61〜63
　　自己を危険にさらすような行動をした後の対応　65〜67
　　自殺既遂の場合　67
　　自殺企図の繰り返し　59, 68
　　自殺傾向を示す症例　110〜121
　　自殺することに対する家族の恐れ　97
　　自殺率　60
　　失敗に終わった自殺企図に対する対応　65〜67
　　今後の安全性の問題に対する対応　66〜67
　　心配はするものの過敏に対応しないこと（エビデンスに基づく治療に共通する要因としての）　222
　　適切なケアのレベルを選択する　63〜64
　　入院したいという患者の要求　68〜69
　　慢性的危険の中で生じる急性増悪　62
　　BPDの症状としての自殺　59〜71
支持（エビデンスに基づく治療に共通する要因としての）　222
自傷
　　行った後の対応　65〜67
　　概説　59〜60
　　危険性について評価する　61〜63
　　自傷行為に対する家族の恐れ　97
　　自傷行動を減らすのに患者が同意しない場合　71
　　重要な人物に連絡するのを患者が拒否する場合　69〜70
　　症例　110〜121, 143〜175
　　心配はするものの過敏に反応しない　222
　　適切なケアのレベルを選択する　63, 64
　　法的責任を問われることに対する懸念　60
　　BPDの症状としての自傷　60, 59〜71
自助グループ　84, 89
社会的リハビリテーション　36, 39
集団療法　84
　　技能訓練グループ　89〜90
　　欠席する場合　91
　　集団療法の序列　89
　　症例の説明　143〜175
　　他のメンバーに参加の機会を与えないような行動をとる場合　90
　　メンバー間の排他的結びつき　90〜91
宿題を与える　52〜53
状況的危機　40

症例
　　概要　　101
　　家族介入を行った患者　　183〜190
　　　　解説　　187〜190
　　　　　症例エピソード　　183〜185
　　　　　判断ポイント：別の対応　　185〜187
　　診断を下す　　102〜110
　　治療が長期にわたる患者　　143〜175
　　　　解説　　161〜175
　　　　　症例エピソード　　144〜154
　　　　　判断ポイント：別の対応　　154〜161
　　治療同盟を作り上げることの難しい患者
　　　　121〜132
　　　　解説　　127〜132
　　　　　症例エピソード　　122〜124
　　　　　判断ポイント：別の対応　　124〜127
　　治療の分担に失敗した患者　　175〜183
　　　　解説　　179〜183
　　　　　症例エピソード　　175〜177
　　　　　判断ポイント：別の対応　　177〜179
　　適切なケアのレベルを選択する　　143
　　　　〜175
　　入院を繰り返す依存的な患者　　132〜
　　　　143
　　　　解説　　137〜143
　　　　　症例エピソード　　133〜134
　　　　　判断ポイント：別の対応　　134〜137
　　不安と抑うつを訴える患者　　110〜121
　　　　解説　　115〜121
　　　　　症例エピソード　　110〜112
　　　　　判断ポイント：別の対応　　112〜115
　　併存症を持つ患者　　102〜110
　　　　解説　　106〜110
　　　　　症例エピソード　　102〜104
　　　　　判断ポイント：別の対応　　104〜106
心化（mentalization）　　36, 48
人生の教訓　　17, 31
身体化（症例）　　121〜132
診断の開示　　40〜43
　　ビデオを用いた説明　　196〜199
心的外傷後ストレス障害　　→併存症を参照
心理教育（「言い方」も参照）

家族介入を行うための心理教育　　92,
　　94〜95
患者が治療に関与する必要性を確認する
　　52
患者と家族のための心理教育　　42
治療同盟を作り上げるための心理教育
　　73〜74
　　ビデオを用いた説明　　194〜196
予後に影響を与える要因を規定する
　　52
GPMにおける心理教育　　21, 31〜32
スキーマ療法　　17, 26
精神刺激薬　　102, 107〜108
精神療法　　84
　　先行する精神療法の統合　　22
選択的セロトニン再取り込み阻害薬
　　（SSRI）
　　対象とする症状　　77
　　BPD治療における使用　　75
双極性障害　　→併存症を参照

た行

大うつ病性障害　　→併存症を参照
対応可能性（患者に対する）
　　患者の安全と対応可能性　　118
　　セッション間の　　49〜51
　　　ビデオを用いた説明　　200〜204
　　対応出来ない場合の対策　　58
対人関係の過敏さ
　　――と「抱える環境」　　29〜30
　　――とGPM　　21, 29〜39
地に足をつけるための課題　　57
注意欠陥多動性障害（ADHD）　　102〜
　　108, 110
直感に反する親業　　91〜95
治療関係（臨床家と患者の）　　33〜34,
　　52, 57〜58
治療構造の確立（エビデンスに基づく治療
　　に共通する要因としての）　　222
治療者が配偶者に会うのを患者が拒否する
　　場合　　96
治療者の自己認識（エビデンスに基づく治
　　療に共通する要因としての）　　222

治療上のアドバイス　32, 35, 92, 150
治療同盟の確立　51〜55
　ビデオを用いた説明　199〜200
　連続的に成立する治療同盟のさまざまな型　53
治療目標の設定　54〜55
手探り感　29, 33
転移焦点化精神療法
　──の説明　219
　相対的特徴　220
　GPM と TFP　17
　GPM との統合　22
電子メール（治療手段としての）　50, 58, 134, 136, 140, 141
電話（治療手段としての）　136, 140
統合失調症　94
匿名断酒会　85
匿名断薬会　85

な行

偽の服従　69
二分法的な態度　73
認知分析療法と GPM　20

は行

発症する素因を持つ子どもの特徴　95
　育てにくい子ども　94
パニック障害　→併存症を参照
反社会性パーソナリティ障害　→併存症を参照
被害者としての自己認識　97
ビデオ
　怒りに対する対応に関する──　208〜209
　家族を治療に参加させることに関する──　214〜217
　危険防止と薬物治療に関する──　211〜214
　危険防止に関する──　204〜208
　診断の開示に関する──　196〜199
　心理教育に関する──　194〜196
　セッション間の対応可能性に関する──　200〜204

治療同盟の確立に関する──　199〜200
　薬物治療に関する──　210〜211
物質使用障害　→併存症を参照
プライマリ臨床家の選定（エビデンスに基づく治療に共通する要因としての）　222
併存症　77〜80
　過食症　78, 79
　拒食症　78, 79
　自己愛性パーソナリティ障害　79
　症例の説明　102〜110
　心的外傷後ストレス障害　79
　双極性障害　79, 82
　大うつ病性障害　75, 78, 79, 81, 82, 111
　パニック障害　78, 79, 111
　反社会性パーソナリティ障害　78, 79
　物質使用障害　79
弁証法的行動療法　17, 22〜24, 26, 38, 68, 87, 89, 116, 121
　──と GPM　17〜18
　技能訓練グループ　89〜90
　説明　219
　相対的特徴　220
　GPM との統合　22
法的責任を問われることに対する懸念　59〜60
　同僚を巻き込むこと　65
程よい精神科マネジメント（GPM）　5〜6, 15〜26　→一般的な精神科マネジメントも参照
　──の治療モデル　20〜21
　エビデンスに基づく他の治療との関係　17〜18, 22, 219〜222
　概説　15〜17
　患者と臨床家の関係　33〜34, 52, 57〜58
　患者は変化するよう求められている　34
　基本的な治療アプローチ　31〜37
　際立った特徴　21
　指針　32, 29〜39

実証的裏付け　21〜26
思慮深くあること　33
心理教育　21, 31〜32
積極的に関わり，後手に回らぬこと　32〜33
セッション間の対応可能性　49〜51
セラピストの変更　55〜56
先行研究および基盤　19〜21
先行する精神療法を統合する　22
相対的特徴　18, 22, 220
対人関係の過敏さという理論とGPM　21, 29〜39
治療関係　33〜34
治療計画におけるGPMの位置づけ　17〜18
　治療の進展を評価する　47〜49
　目標設定　54〜55
治療作用　36
治療同盟の確立　51〜55
治療同盟のさまざまな型　53
治療における臨床家の自己開示　34
治療の進展を評価する　47〜48
治療の枠組みを設定する　46〜48
　概説　46〜47
　患者が枠組みの受け入れを拒否する場合　56〜57
特異性　219〜222
「程よい」という概念　5〜6
　患者が自分を「程よい」と感じること　30
　患者の安全に関して臨床家が「程よく」対応できること　118
　程よい治療者　78
　BPD患者を「程よく」治療できること　4〜6, 16〜17, 78
　GPMと「程よさ」　18

ま行

マクリーン病院（第三次施設としての）　18
満たしている診断項目の数が足りない場合　45
無知の姿勢　22, 33

面接時間への遅刻　83
メンタライゼーションに基づく治療（MBT）
　——の説明　219
　相対的特徴　220
　GPMとの統合　22
　GPMとMBT　17
問題解決（技法としての）　92

や行

薬剤の選択（薬物療法も参照）　75〜77
薬物療法　72〜82
　患者との協力　74
　症例の説明　102〜110, 110〜121, 121〜132
　体重増加　76〜77
　二分法的な態度を避ける　73
　プラセボ効果　73
　併存症と薬物療法　102〜110
　薬剤選択のためのアルゴリズム　76
　薬剤の選択　75〜77
　薬物治療を行う（ビデオを用いた説明）　210〜211
　薬物療法の現状　74
　薬物を処方する医師とのコミュニケーション　86〜87
予後　19
寄り添い（validation）　5, 38, 52, 84〜85

ら行

両親
　患者に対して無関心であるか尊重しない場合　97〜98
　共同治療者として関わらせる　91
　互いに疎遠である場合　98
　治療者が両親に会うのを患者が拒否する場合　96
　治療に参加するよう求める　93
　両親の考え方を取り入れる　96
臨床家
　患者が自殺した場合に臨床家が果たすべき役割　67
　きちんと生きるよう患者に促す　38

自分の限界を明確にすること 65
柔軟であること 36〜37
重要な人物に連絡するのを患者が拒否する場合 69〜70
セラピストの変更 55〜56
長期にわたり治療的対応ができない場合 58
治療関係を通して生じる修正体験 39
治療同盟を作り上げる 121〜132
同僚を巻き込むこと 65
なぜ診断を開示すべきか 41
まず考えてから行動するよう患者に促す 37
薬物を処方する医師との連絡 86〜87
臨床家と患者の関係 33〜34, 57〜58
　ビデオを用いた説明 121〜132
臨床家の自己開示 34
「恋愛の前に仕事」というメッセージ 35
BPDと診断することを通して生じる心構え 41〜43
連鎖分析 37, 54, 118, 142

わ行

悪い子 44, 66, 71, 82

アルファベット

ADHD →注意欠陥多動性障害
Adler, G. 221

Bateman, A. 17, 33, 221
BPD →境界性パーソナリティ障害

CAT →認知分析療法

DBT →弁証法的行動療法

Fonagy, P. 17, 33, 221

GPM →程よい精神科マネジメント

Kernberg, O. 221

Linehan, M. 17, 221
Links, P. 23

MBT →メンタライゼーションに基づく治療
McGlashan, T. 19
McMain, S. 21, 23

SFT →スキーマ療法
SSRI →選択的セロトニン再取り込み阻害薬

TCAs →三環系抗うつ薬
TFP →転移焦点化精神療法

validation →寄り添い

Winnicott, D. 5

訳者略歴

黒田章史(くろだ　あきのり)
1956年　東京に生まれる。
1982年　筑波大学医学専門学群卒業。東京医科歯科大学医学部精神医学教室にて研修。
　　　　東京都多摩老人医療センター，都立松沢病院を経て，
2000年　杉並区荻窪にて黒田クリニックを開設。現在に至る。
著訳書　『治療者と家族のための境界性パーソナリティ障害治療ガイド』(岩崎学術出版社，
　　　　　2014)
　　　　『パーソナリティ障害』(共著，福村出版，2016)
　　　　ガンダーソン, J.G. 著『境界性パーソナリティ障害——クリニカルガイド』(金剛出版，
　　　　　2006)
　　　　パリス, J. 著『境界性パーソナリティ障害の治療——エビデンスに基づく治療ガイド』
　　　　　(金剛出版，2014)

境界性パーソナリティ障害治療ハンドブック
―「有害な治療」に陥らないための技術―
ISBN978-4-7533-1131-6

訳者
黒田章史

2018年3月16日　第1刷発行

印刷　(株)新協　／　製本　(株)若林製本工場

発行所　(株)岩崎学術出版社　〒101-0052 東京都千代田区神田小川町2-6-12
発行者　杉田　啓三
電話 03(5577)6817　FAX 03(5577)6837

©2018　岩崎学術出版社

乱丁・落丁本はおとりかえいたします　検印省略

治療者と家族のための 境界性パーソナリティ障害治療ガイド
黒田章史著
家族とともに反復トレーニングで治すBPD　　　　　　本体2300円

青年のひきこもり・その後──包括的アセスメントと支援の方法論
近藤直司著
多職種支援と専門家の資質向上のために　　　　　　　本体2800円

力動的心理査定──ロールシャッハ法の継起分析を中心に
馬場禮子編著
解釈と技法を集大成し具体的に解説　　　　　　　　　本体4500円

ロールシャッハテストの所見の書き方──臨床の要請にこたえるために
加藤志ほ子・吉村聡編著
臨床で使える報告書をまとめるために必携の書　　　　本体2500円

改訂 精神分析的人格理論の基礎──心理療法を始める前に
馬場禮子著
刊行から8年，好評テキストの待望の改訂版　　　　　本体2800円

発達精神病理学からみた精神分析理論
P・フォナギー／M・タルジェ著　馬場禮子／青木紀久代監訳
多くの理論を並列し実証性の観点から見直す　　　　　本体5000円

臨床家のための精神分析入門
A・ベイトマン／J・ホームズ著　館直彦監訳
実践家に向けた現代精神分析の世界を俯瞰し歩くためのガイド　本体3300円

メンタライゼーションと境界パーソナリティ障害
A・ベイトマン／P・フォナギー著　狩野力八郎／白波瀬丈一郎監訳
入念なリサーチに基づくBPD治療の理論と実践　　　本体5300円

精神力動的精神療法──基本テキスト
G・ギャバード著　狩野力八郎監訳　池田暁史訳
米国精神分析の第一人者による実践的テキスト（DVD付き）　本体5000円

この本体価格に消費税が加算されます。定価は変わることがあります。